MIMMS
大事故災害への医療対応

現場活動における実践的アプローチ

第3版

Advanced Life Support Group

編 集
Kevin Mackway-Jones

邦 訳：MIMMS 日本委員会

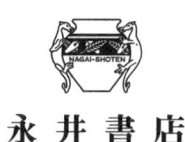

永井書店

Major Incident Medical Management and Support: The Practical Approach at the Scene, 3rd Edition
by Advanced Life Support Group
© 1995, 2002 by BMJ Publishing, © 2012 by Blackwell Publishing Ltd.

All Rights Reserved. Authorised translation from the English language edition published by Blackwell Publishing Limited. Responsibility for the accuracy of the translation rests solely with Nagai Shoten and is not the responsibility of Blackwell Publishing Limited. No part of this book may be reproduced in any form without the written permission of the original copyright holder, Blackwell Publishing Limited.

Japanese translation rights arranged with John Wiley & Sons Limited.
through Japan UNI Agency, Inc., Tokyo

MIMMS 第3版 まえがき

　MIMMSの第2版テキストが、『「大事故災害への医療対応、現場活動と医療支援」－イギリス発、世界標準－』として和訳出版されたのは2005年4月、今から8年前である。この年4月25日に、死者107名というJR福知山線の脱線による大事故災害が発生した。多くの医療者が事故現場に参集し、わが国で初めて本格的な大事故災害の現場医療対応が行われたことは広く知られている。実は、この時に活躍した医療者の間で共通言語となっていたのが、MIMMSの大事故災害への医療対応、CSCATTTであった。

　MIMMSの実際のコースがわが国に紹介されたのは、第2版出版の2年前、2003年2月である。英国大使館の主催、日本救急医学会の共催により、Dr. Kevin Mackway-Jonesらが招聘され、MIMMS advanced courseのデモンストレーションコースが東京と大阪で開催された。「オールハザード」アプローチ、CSCATTT、METHANEといったMIMMSのキーワードは、参加した医師たちの心を瞬く間に捉えた。その後、日本DMAT養成研修テキストに組み入れられるなど、MIMMSの概念は、急速にわが国の災害医療従事者の間に普及していった。国内でのMIMMSコースの開催にともない、たくさんのプロバイダーやインストラクターが育ちつつあるなかで、JR福知山線脱線事故が発生した。多くのMIMMSプロバイダーが活躍したこの時の現場医療活動は、防ぎ得る死ゼロを達成した災害医療対応として、今日でも高く評価されている。

　その後、10年の間にMIMMSの災害医療対応はさらに普及し、2013年3月の時点で51名のインストラクター、664名のプロバイダーが養成されている。いまやMIMMSは、わが国の災害医療対応における重要な共通言語であると言っても過言ではない。

　今回、英国でのテキストが改訂されたのに伴い、MIMMS第3版の和訳をMIMMS日本委員会で行った。本書では、大事故災害への「オールハザード」アプローチ、災害時医療対応の「ABC（基本）」としてのCSCATTT、安全の1-2-3、METHANE、ふるい分けトリアージ、選別トリアージといった従来の項目が収載されているが、内容の一部は第2版から修正が加えられている。さらに新たな内容として、緊急隊員のための安全トリガー（ステップ1-2-3）、継続評価プロセスとしてのHANE、といった項目が追加されている。CSCATTTと同様に、これらも今後、わが国の災害医療における新たな共通言語となっていくことを期待したい。

　また第3版を手に取っていただければ、全体の構成や記述が第2版にくらべて大幅に整理され、理解しやすくなっていることに気づかれるであろう。より充実し洗練された改訂版の和訳を担当したものとして、災害医療に取り組むすべての皆様にとって本書が第2版以上に役立つテキストとなれば幸いである。

2013年6月

MIMMS日本委員会　溝端　康光
（大阪市立大学大学院医学研究科 救急医学　教授）

訳者一覧

第1版
小栗	顯二	香川大学 名誉教授
木下	順弘	熊本大学大学院生命科学研究部 侵襲制御医学分野
小倉	真治	岐阜大学大学院医学系研究科 救急災害医学
横野	諭	京都第二赤十字病院 麻酔科
小松	久男	東大阪市立総合病院 麻酔科
相引	眞幸	愛媛大学大学院医学研究科 救急侵襲制御医学

第2版
甲斐	達朗	大阪府済生会千里病院 千里救命救急センター
嶋津	岳士	大阪大学大学院医学系研究科 救急医学
西野	正人	大阪府済生会千里病院 千里救命救急センター
鍛冶	有登	医療法人徳洲会岸和田徳洲会病院 救命救急センター
定光	大海	国立病院機構大阪医療センター 救命救急センター

第3版
○	入澤	太郎	大阪大学医学部附属病院 高度救命救急センター
	大友	康裕	東京医科歯科大学大学院医歯学総合研究科 救急災害医学
	甲斐	達朗	大阪府済生会千里病院 千里救命救急センター
	鍛冶	有登	医療法人徳洲会岸和田徳洲会病院 救命救急センター
	加地	正人	東京医科歯科大学医学部附属病院 救命救急センター
	勝見	敦	武蔵野赤十字病院 救命救急センター
	橘田	要一	東京大学大学院医学系研究科 救急医学講座
	嶋津	岳士	大阪大学大学院医学系研究科 救急医学
○	徳野	慎一	陸上自衛隊 衛生学校
○	中村	京太	公立大学法人横浜市立大学医学部医学科 救急医学
	西野	正人	大阪府済生会千里病院 千里救命救急センター
	水島	靖明	地方独立行政法人りんくう総合医療センター 大阪府泉州救命救急センター
	溝端	康光	公立大学法人大阪市立大学大学院医学研究科 救急医学
	森村	尚登	公立大学法人横浜市立大学大学院医学研究科 救急医学

(○ 編集幹事)

目 次

MIMMS第3版　まえがき
訳者一覧
第3版　序文 　ix
第1版　序文 　x
謝　辞 　xi
インターナショナルリファレンスグループおよび 英国ワーキンググループ 　xii
著　者 　xiii
連絡先およびウェブサイト情報 　xv

PART I　序　論　　1

1章　序　論　　3
2章　大事故災害への体系的アプローチ　　9

PART II　組　織　　15

3章　保健サービスの組織と役割　　17
4章　緊急サービスの組織と役割　　31
5章　その他の支援機関の組織と役割　　36

PART III　準　備　　39

6章　計　画　　41
7章　個　人　装　備　　45
8章　医療装備（医療資器材）　　50
9章　トレーニング　　58

PART IV　現場の管理（マネジメント）　　61

10章　指揮と統制　　63
11章　保健サービスの現場レイアウト　　70
12章　現場の安全　　74
13章　情　報　伝　達　　78
14章　評　価　　84

PART V　医療支援（サポート）　　89

15章　トリアージ　　91
16章　治　療　　103
17章　搬　送　　108

PART VI　特殊災害　　113

18章　危険物およびCBRNによる災害　　115
19章　多数の小児が巻き込まれた災害　　121
20章　重症熱傷患者が発生する災害　　126
21章　マスギャザリング　　128
22章　自然災害　　131
23章　非代償性大事故災害　　135

PART VII　付　録　　141

付録A　大事故災害の心理学的側面　　143
付録B　メディア　　145
付録C　記録（ログ）　　148
付録D　遺体の取扱い　　151
付録E　無線機の使い方と通話法　　154
付録F　病院の対応　　163
付録G　ヒューマンファクターズ　　169

MIMMS翻訳第3版追補　　173

救急隊員・消防隊員の階級と階級章　　173
警察官の階級と階級章　　175
用語の対訳　　176
略　語　　178

INDEX　　179

第3版
序文

　本書の第1版が刊行されてから17年も経過したようには感じられない－しかし、この間にも世界中で多くの大事故災害が発生した。なかでも2001年に起きた事故災害、ニューヨークのツインタワー破壊は私たちの世界観を変え、大事故災害への対応は一躍脚光を浴びた。政府は対応の強化に時間とお金と努力を費やし、多くのことを学んできた。つまり本書を見直し、この新たな知見といくつかの新しいやり方を私たちの教育内容に取り入れるのによい時期である。MIMMSの伝えようとしている中心的メッセージ－特に広く受け入れられ、今や世界中で実践されているMIMMSの体系的アプローチ（CSCATTT）を維持しながらも、私たちが新しい知見を取り入れたことに読者の皆様が気付いてくれることを願っている。旧版、新版の寄稿者皆様のご尽力と、あなたをはじめとする読者やコース参加者からはたいへん参考になるフィードバックをいただき、そのほとんどを本書に盛り込むことができたことに、感謝する。大事故災害への対応は常に苛酷なものである。訓練が厳しいほど実践は易しくなる。

　本書では男性を表す用語が用いられているが、男女の区別は全くない。便宜上、このような表記を使わせていただいた。

K. Mackway-Hones
（編集者）
マンチェスター、2011年

第1版 序文

「*私たちに起こるはずがない*」という言葉は、大事故災害への対応準備が不十分であることの言い訳にはならない。大事故災害はいつでもどこでも起こりうるからである。

保健医療サービスでは大事故災害に対する種々のガイドラインが存在しており、これらは病院、災害事故現場の両者における医療対応をカバーしている。各病院は独自の大事故災害計画を策定し、定期的な訓練を行う必要がある。では、われわれは医療・看護スタッフに災害時の対応方針をうまく教えることができているだろうか？そして、訓練からどれほどのことを学んでいるだろうか？また、失敗は繰り返されていないだろうか？

熱意のある素人として大事故災害現場に入り込むことは、もはや許されるべきことではない。救急部から災害現場に活動の場を移すことは、単に反射ジャケットを着て、ウェリントンブーツを履くことではない。医療サービスは警察、消防および救急隊と同様に、高度な指揮命令系統と通信体制を構築し、プレホスピタル環境での経験を持っていなければならない。むろん、医療資源をはるかに凌駕する多数傷病者に対処しなければならないことは言うまでもないだろう。このためには、知識と訓練が不可欠である。

このマニュアルは一冊の独立したテキストであるが、保健医療スタッフに大事故災害時の医療活動の運営と実践の原則を教えるために構成された研修コースで用いるために作成されたものである。このコースは大事故災害時の各要員の職務について、災害担当官と現場で活動するその他の関係者の双方を育成するプログラムである。

T.J. Hodgetts
K. Mackway-Jones
(編集者)
マンチェスター　1994年

謝　辞

　世界各地のMIMMSのインストラクターならびに受講者の方々から本書についてご意見をいただいた。ご協力下さった皆様に感謝申し上げるとともに、将来へのメッセージを明確にするために労を取っていただいた方々にもお礼申し上げる。

　本書に掲載した素晴らしい図表を作成してくれたMary HarrisonならびにHelen Carruthersの両女史に感謝する。本書の作成にあたり、助言、ご支援をいただいたFiona Jewkes、Ian Maconochie、Graeme Spencer、Simon Swallow、Alison WalkerならびにIan Wikinsonの各氏にも感謝したい。

　最後に、本書の作成に際しては、ALSGのGareth Davis氏ならびにClare Duffy氏、Wiley-Blackwell社のスタッフから継続的な支援と計り知れないほど貴重な援助をいただいた。ここに感謝の意を表す。

インターナショナルリファレンスグループおよび英国ワーキンググループ

Walid Abougalala	Consultant, Emergency and Disaster Medicine	Doha, Qatar
Mark Coates	Consultant, Emergency Medicine	Manchester, UK
Tony Gleeson	Consultant, Emergency Medicine	Manchester, UK
Annika Hedelin	Director, Pre-hospital and Disaster Medicine Center	Region Västra Götaland, Sweden
Tim Hodgetts	Honoray Professor, Emergency Medicine	Royal Army Medical Corp, UK
Celia Kendrick	Emergency Nursing	Peterorough, UK
Colville Laird	Director of Education, BASICS Scotland	Auchterarder, UK
Kevin Mackway-Jones	Professor, Emergency Medicine	Manchester, UK
Michele Michelutti	Consultant, Anaesthesiology, MedOps planner and advisor, Colonnel	Italian Airforce, Italy
Ian Norton	Director, Disaster Preparedness and Response National Critical Care and Trauma Response Centre(NCCTRC)	Darwin, Australia
Per Örtenwall	Medical Director, Centre for Prehospital and Disaster Medicine	Götaland, Sweden
Atef Radwan	General Surgery	Zagazig, Egypt
Rob Russell	Consultant, Emergency Medicine	Royal Army Corps, UK
Nicole Schaapveld	Managing Director, Advanced Life Support Group	Riel, Netherlands
Takeshi Shimazu	Trauatology and Acute Critical Medicine, Osaka University	Suita, Japan
Lee Wallis	Head of Emergency Medicine	Cape Town, South Africa
Darren Walter	Consultant, Emergency Medicine	Manchester, UK
Susan Wieteska	CEO, Advanced Life Support Group	Manchester, UK

著 者

第 1 版

Christopher Cahill　Emergency Medicine, Portsmouth, UK
Matthew Cooke　Emergency Medicine, Birmingham, UK
Patrick Corcoran　Fire and Rescue Service, Manchester, UK
Simon Davies　Emergency Nursing, Stoke on Trent, UK
Peter Driscoll　Emergency Medicine, Manchester, UK
Kenneth Dunn　Burns Surgery, Manchester, UK
Stephen Hawes　Emergency Medicine, Manchester, UK
Timothy Hodgetts　Emergency Medicine, Defence Medical Services, UK
Philip Jones　Ambulance Service, Manchester, UK
Colville Laird　Immediate Care, Auchterarder, Scotland, UK
Kevin Mackway-Jones　Emergency Medicine, Manchester, UK
Geoffrey Pike　Fire and Rescue Service, Manchester, UK
Stephen Southworth　Emergency Medicine, Manchester, UK
David Ward　Emeragency Planning, North West Region, UK

第 2 版

Simon Carley　Emergency Medicine, Manchester, UK
Denys Cato　Executive Officer, SWSAHS, Sydney, Australia
Timothy Hodgetts　Emergency Medicine, Defence Medical Services, UK
Paul Hustinx　Surgeon, Heerlen, Netherland
Colville Laird　Immediate Care, Auchterarder, Scotland, UK
Kevin Mackway-Jones　Emergency Medicine, Manchester, UK
Per Örtenwall　Medical Director, Department of Emergency Planning and Education, Göteborg, Sweden
John Sammut　Emergency Medicine, Sydney, Australia

第 3 版

Philip Bain　Emergency Planning and Resilience, North East Ambulance Service, UK
Jim Dickie　Emergency Planning and Resilience, Scottish Ambulance Service, UK
Peter Driscoll　Emergency Medicine, Manchester, UK
Peter-Marc Fortune　PICU, Manchester, UK
Tony Gleeson　Emergency Medicine, Manchester, UK
Gary Hardacre　Risk and Resilience, Scottish Ambulance Service, UK
Asiya Jelani　Ambulance Communications, Bolton, UK
Celia Kendrick　Emergency Nursing, Peterborough, UK

Caroline Leech　　Emergency Medicine and Pre-hospital Care, Conventry, UK

Ian Norton　　Director, Disaster Preparedness and Response National Critical Care and Trauma Response Center (NCCTRC), Darwin, Australia

Darren Walter　　Emergency Medicine, Manchester, UK

編集

Kevin Mackway-Jones　　FRCP FRCS FCEM, Professor of Emergency Medicine, Manchester, Honorary Civilian Consultant Adviser in Emergency Medicine, UK Defence Medical Services, Medical Director North West Ambulance Service, UK

連絡先およびウェブサイト情報

ALSG: www.alsg.org
BESTBETS: www.bestbets.org

ALSG コースに関する詳細はウェブサイトをご覧いただくか、下記までご連絡ください。
Advanced Life Support Group
ALSG Centre for Training and Development
29-31 Ellesmere Street
Swinton
Manchester
M27 0LA
UK
Tel: +44 (0) 161 794 1999
Fax: +44 (0) 161 794 9111
Email: enquiries@alsg.org

MIMMS日本委員会によるコースに関する詳細は下記ウェブサイトをご覧下さい。
http://www.mimms-js.net

PART I
序 論

1章　序　論

■ 大事故災害とは何か？ ■

> 保健サービスにおいて、大事故災害とは、発生場所、生存被災者の数、重症度または種類という点から特別な人的・物的資源を必要とする事故災害であると定義されている。

　保健サービスでは、傷病者の数のみで大事故災害であるかどうかは判断されない。現場から自力で避難してきた軽症者が30人であれば、プレホスピタルまたは病院における資源の追加は不要であり、1つの病院で効果的に対応することができる。しかし、同じ数の重症者であれば、ほぼ間違いなく特別な資源が必要となる。ある種の医療資源は非常に不足しており（例、集中治療ベッド）、場所が限られている資源もあり（例、熱傷センター）、したがって、比較的傷病者の少ない小規模事故災害であっても地域または国家レベルの資源の早期投入が必要となることもある。一方で死者が多く、生存被災者がほとんどいないときには、保健サービスにとって大事故災害ではないことが多い。また、遠隔地や到達が困難な場所で発生した事故災害では、被災者の救助するためにさらに多くの資源が必要である。同様に、一つの緊急サービス機関にとっての大事故災害が、他のすべてのサービス機関にとっては大事故災害でないこともある。火災または化学物質の漏出が主たる問題であり、人命への危険がない場合には、消防救助サービスによる大事故災害対応が必要となるが、これと同水準の対応が他のサービスに要求されることはない。治安の悪化が主たる問題である場合には、主要な対応は警察に委ねられる。この点については、以下に事例を示す。

> 1666年9月2日、パディング通りのパン屋から火災が発生した。4日間延焼し、ロンドンの建造物の80%が廃墟と化した。今日、これほどの規模の災害が発生するとは思えないが、もし発生すれば、まちがいなく現代の消防救助サービスの人的・物的資源を圧倒することになる。実際には、このロンドンの大火はほんの一握りの死者を出すにとどまった。

> 1997年3月27日、KLMオランダ航空のボーイング機が離陸時にパンナム旅客機と衝突した。乗客、乗務員の全員が死亡した（計583人）。

> 1975年1月、大型石油タンカーがタスマニア・ホーバート近郊を結ぶ主要輸送路であるタスマンブリッジに衝突した。死者13人、負傷者0人であった。

> 1990年4月、客船M/Sスカンジナビア・スター号がスウェーデンの西海岸沖で火災を起こした。乗客の大半が就寝中であったため、気道熱傷が原因で158人が死亡した。生存乗客はほとんど無傷であった。

> この項の重要事項：大事故災害の定義

　特別な資源を要する大事故災害は、イギリスでは1966年から1996年までの30年間に年3〜4回発生している（年間0〜11件と幅がある）。

■ 大事故災害の分類 ■

　大事故災害は以下の3通りに分類するとわかりやすい。
1. 自然災害または人為災害
2. 単純災害または複合災害
3. 代償性災害または非代償性災害

● 自 然 災 害

　自然災害は、地震、洪水、火災、噴火、津波、干ばつ、飢饉または流行病などの自然事象の結果である（表1.1）。自然災害はある程度そのまま蔓延化することがある。すなわち、洪水や地震のあとには、人々は家を失い、飢餓状態となり、さらには不潔で劣悪な環境から病気にかかりやすくなる。

表1.1　自然災害（推定死傷者数）

年月日	場所	推定死傷者数（人）
1976年7月28日	中国　唐山、地震	死者　655,000
1983年2月	オーストラリア、森林火災	死者　76、負傷者　1,100
1985年9月19日	メキシコシティー、地震	死者　40,000
1988年12月7日	アルメニア、地震	死者　55,000
1995年1月17日	日本　神戸、地震	死者　6,398
1998年6月27日	トルコ　アダナ　ジェイハン、地震	死者　145、負傷者　1,500
2004年12月26日	インド洋、津波	死者　225,000
2008年5月12日	四川、大地震	死者　69,000、負傷者　375,000
2010年1月12日	ハイチ、地震	死者　220,000、負傷者　300,000
2011年3月11日	日本、地震および津波	死者　21,000、負傷者　5,888

● 人 為 災 害

人為災害の範囲は非常に広いが一定のパターンがはっきりしている。旅行、仕事、レジャーのために多くの人が集まる時ならいつでも、大事故災害は起こる。場合によっては、テロ行為の結果生じる事故災害もある。

交 通 災 害

交通災害は、人為災害のうち最も一般的なものである。あらゆる種類の集団輸送が忘れ難い一連の事故災害と関連している（表 1.2）。史上最悪の道路交通事故は 1982 年、アフガニスタンのサラングトンネルで発生した石油タンクローリーの爆発事故である。死者の数が 1,100～2,700 人と幅をもたせて推定せざるを得ない程の大規模な事故であった。

表 1.2 交 通 災 害

年月日	種類	場所	死傷者数（人）
1975 年 2 月 28 日	ロンドン 地下鉄衝突	イギリス・ムーアゲート	死者 43、負傷者 74
1977 年 1 月 18 日	列車衝突／落橋	オーストラリア・NSW・グランビル	死者 83、負傷者 213
1980 年 6 月 2 日	列車衝突	スウェーデン・ストールスンド	死者 11、負傷者 40
1985 年 8 月 22 日	航空機火災	イギリス・マンチェスター	死者 55、負傷者 80
1987 年 3 月 6 日	フェリー転覆	ベルギー・ゼーブルッヘ	死者 137、負傷者 402
1988 年 12 月 22 日	航空機爆破	イギリス・ロッカビー	死者 270
1989 年 1 月 8 日	航空機墜落	イギリス・ケグワース（M1）	死者 47、負傷者 79
1989 年 12 月	バス衝突	オーストラリア・NSW・クーパー	死者 35、負傷者 41
1991 年 12 月 27 日	航空機墜落	スウェーデン・ゴットローラ	死者 34、負傷者 115
1992 年 10 月 4 日	航空機墜落	アムステルダム	死者 34、負傷者 7
1994 年 9 月 28 日	フェリー「エストニア号」沈没	バルト海	死者 860、負傷者 137
1998 年 6 月 3 日	列車事故	ドイツ・エシェデ	死者 101、負傷者 88
2005 年 7 月 13 日	列車事故	パキスタン・シンド州	死者 127、負傷者 800
2008 年 8 月 20 日	航空機事故	スペイン・マドリッド空港	死者 154、負傷者 18

産 業 災 害

鉱業は一連の重大な産業事故が発生した場所であるが（表 1.3）、これまでのところ最も驚愕させられる、災害は 1986 年 4 月 5 日にチェルノブイリで発生した原子炉爆発であろう。この爆発で欧州の多くの地域が放射性物質で汚染された。チェルノブイリの約 40,000 人の住人が 6 日間で驚くべき量の放射線に被ばくした。公式推計値では死者 31 人、負傷者 1,000 人に上り、以後 70 年間に 6,000 人が癌で死亡するであろうと言われているが、これは相当に過小評価されている可能性が高い。

産業災害の影響はある程度予測可能である。化学や原子力の固定施設における緊急対応計画の策定と汚染被災者の取扱いに関して、地域および国レベルのガイドラインが整備されていなければならない。

表 1.3　産業災害

年月日	種類	場所	死傷者数（人）
1913 年 10 月 14 日	爆発	ウェールズ・セングヘニズ炭鉱	死者 439
1966 年 10 月 21 日	地滑り（ボタ山）	ウェールズ・アベルヴァン	死者 147
1984 年 12 月 3 日	イソシアン酸メチル流出	インド・ボパール	死者 8000、負傷者 170,000
1988 年 7 月 6 日	爆発	パイパー・アルファ北海油田	死者 164、負傷者 25
1993 年 8 月 2 日	塩素ガス漏出	スウェーデン・ストックホルム	死者 0、負傷者 33
1996 年 2 月	化学物質輸送トラック火災	オーストラリア・NSW・シドニー	死者 0、負傷者 60
2000 年 5 月 13 日	花火工場の爆発事故	オランダ・エンスヘーデ	死者 17、負傷者 947
2005 年 3 月 23 日	石油精製所の爆発事故	アメリカ・テキサスシティー	死者 15、負傷者 100

マスギャザリング災害

「マスギャザリング」は厳密に定義することは難しいが、1,000 人を超える群衆が存在しているという実用的定義が一般に用いられている。史上最悪の悲劇のいくつかは世界各国のサッカースタジアムで発生した（表 1.4）。その誘発要因としては、すし詰めとなったスタジアム（イギリス・ボールトン、1946 年；イギリス・ヒルズボロ、1989 年；ヨハネスブルグ、2001 年）、土壇場のゴールを見に戻りスタジアムのなかに殺到した群衆（モスクワ、1982 年）、ひょうを伴う嵐から逃れるために避難場所を求めて殺到した群衆（カトマンズ、1988 年）などが挙げられる。

　サッカーファンが巻き添えになった出来事を踏まえて、スタジアムの安全性とともに、そのようなイベント行事に対する法的医療保障の見直しが推進された。こうしたイベントを企画する際の実践的な指針となる報告書もいくつか発表されている。

> **この項の重要事項：イベント企画のための手引き**

表 1.4　サッカー場で発生した事故災害

年月日	種類	場所	死傷者数（人）
1964 年 5 月 24 日	殺到	リマ、ペルー	死者 318、負傷 500
1971 年 1 月 2 日	殺到	グラスゴー、イギリス	死者 66、負傷 100
1982 年 10 月 20 日	殺到	モスクワ、ロシア	死者 340、負傷者不明
1985 年 5 月 11 日	火災	ブラッドフォード、イギリス	死者 55、負傷 200
1985 年 5 月 29 日	殺到	ブリュッセル	死者 41、負傷 437
1988 年 3 月	殺到	カトマンズ、ネパール	死者 100、負傷者 300
1989 年 4 月 15 日	殺到	シェフィールド、イギリス	死者 96、負傷 200
1991 年 1 月 13 日	暴動	オークニー、南アフリカ	死者 40、負傷 50
1996 年 10 月 16 日	殺到	マテオスフロレス、グアテマラ	死者 84、負傷 150
2001 年 4 月 11 日	崩壊	ヨハネスブルク、南アフリカ	死者 43、負傷 155
2001 年 5 月 9 日	殺到	アクラ、ガーナ	死者 123、負傷者不明
2009 年 3 月 29 日	殺到	コートジボワール・アビジャン	死者 22、負傷者 130

テロ災害

過去20年間には爆弾テロで非常に多数の死傷者が出ており、地域によっては（例、イラク、アフガニスタン）その数は計り知れない（表1.5）。保健サービスを含む緊急サービス機関を狙った二次攻撃装置（セカンダリーデバイス）も少なくない。病院も主要ターゲットにされてきた。保健サービスが巻き添えとなり、負傷者への対応能力が低下すると、**複合**大事故災害を招くことになる（下記参照）。

表 1.5 テロ災害

年月日	場所	死傷者数（人）
1987年11月8日	北アイルランド・エニスキレン	死者11、負傷者60
1993年2月26日	アメリカ・世界貿易センター	死者5、負傷者1,000
1995年4月20日	アメリカ・オクラホマ	死者300
1997年7月30日	イスラエル・エレサレム	死者15、負傷者170
1998年8月7日	タンザニア・アメリカ大使館	死者5、負傷者72
2001年9月11日	アメリカ・世界貿易センター	死者7,700、負傷者数不明
2002年10月12日	バリ・クタ	死者202、負傷者209
2004年3月11日	スペイン・マドリッド	死者191、負傷者1,800
2005年7月7日	イギリス・ロンドン	死者52、負傷者700
2008年5月13日	インド・ジャイプル	死者63、負傷者216

● 単純災害と複合災害

単純災害では、道路、病院および通信網などのインフラストラクチャーはその機能を完全に維持している。このインフラストラクチャーが被害を受けると、その事故災害は**複合的**という。複合災害の原因として以下のものが考えられる。

- 輸送ラインの被害：洪水、地震または治安の悪化による道路の途絶。悪天候による救援ヘリコプターの飛行支障。
- 通信網の被害：現場での、無線または携帯電話のつながらない場所（black spot）の発生。固定通信回線の途絶。
- 保健サービスの無力化：自然災害、テロ行為、または化学災害における負傷者からの二次的汚染により、サービス自体がダメージを受ける。

1974年12月、オーストラリアの極北の遠隔地ダーウィンで、サイクロン「トレーシー」が電力、通信、多数の建造物などの主要インフラストラクチャーを壊滅させた。犠牲者は死者65人、負傷者650人であった。

● 代償性災害と非代償性災害

代償性災害とは、追加資源を動員することにより、傷病者に対処できる場合をいう。すなわち、「需要が追加された供給を下回っている」状態である。

1996年のマンチェスター爆破事件では、現場においてパラメディックに加えて病院から派遣された移動医療チームが負傷者212人に対応し、根本治療のために複数の病院に搬送された。

非代償性災害は、大事故災害対応計画の発動により動員された追加の医療資源が傷病者数に対処するのに依然として不十分であるとき、すなわち、「需要が追加された供給を超えている」ときに起こる。これは地震または洪水などの**自然**災害時によくみられる（そして多くの場合、このような災害は**複合的**でもある）。時には**人為**災害が医療資源の能力を超える規模の災害となることもある。

「大事故災害（major incident）」と「災害（disaster）」と「惨事（catastrophe）」という用語は、一部の機関やマスメディアにより区別なく用いられている。ここで論じてきた用語を使用すれば、「災害（disaster）」または「惨事（catastrophe）」は**非代償性**大事故災害（uncompensated major incident）と同義語である。

> **キーポイント**
> 非代償性大事故災害では、医療処置を求める傷病者の需要が需要急増へのシステムの対応能力（surge capacity）を超えている

訳者注：本書では、事故災害（incident）・大事故災害（major incident）を慣例上、災害と呼ぶ場合がある。

■ 多数の小児が巻き込まれた災害 ■

ほとんどの大事故災害では被災者の一部に小児が含まれているが、時として小児が圧倒的多数を占める事故災害もある（表1.6）。大事故災害対応計画において、負傷した小児を効率よくトリアージし、応急処置を施し、適切な医療機関に搬送するためのしかるべき対策を講じておくことが肝要である。

表1.6 小児を含む災害

年月日	場所	死傷者数（人）
1990年1月25日	米国・アビアンカ航空	死者73、負傷者159
1996年3月13日	イギリス・スコットランド・ダンブレーン	死者18、負傷者15
1998年3月24日	米国・ジョーンズボロ	死者5、負傷者15
1998年10月30日	スウェーデン・ダンスホール	死者60、負傷者170

■ まとめ ■

- 発生場所、傷病者の数、重症度または種類という点から追加資源を必要とするとき、保健サービスにとって大事故災害が発生したことになる。
- 大事故災害は、自然災害か人為災害、単純災害か複合災害、代償性災害か非代償性災害に分類できる。
- 先進国で起こる大事故災害の大半は人為災害であり、単純かつ代償性である。

2章　大事故災害への体系的アプローチ

> 本章を読んだあとに、次の質問に答えらるようになる。
> - 大事故災害への準備はどのように行えばよいか？
> - 大事故災害の現場マネジメントに対する体系的アプローチとは？
> - 現場医療支援の体系的アプローチとは？
> - 大事故災害後の回復はどのようにして行われるか？

はじめに

緊急事態への準備には次の3つの段階がある。
1. 準備
2. 対応
3. 回復

■ 大事故災害のための準備 ■

人為災害（例、交通災害やスタジアム災害）は規則を定め警戒することで防止することができるが、自然災害は予測することしかできない。大事故災害のための医療の準備には、計画、装備およびトレーニングの3つの要素がある。

● 計画（planning）

大事故災害の対応計画を立てなければ、実際に事故災害が発生したその日に失敗する可能性は確実に高くなる。「自分たちには起こるはずがない」という考え方は、適切な計画が無いことの言い訳にならない。

以下に掲げる計画が保健サービス自身によって作成されているか、適切な参照元や保健サービスに関して記載されていなければならない。

- 救急サービスの大事故災害対応計画
- 大事故災害傷病者の受入れ先となる可能性がある各病院の対応計画
- 危険性の高い会場等（例、主要競技場）に対する計画
- より広範囲での資源の調整に関する地域／州／国レベルの計画

演習時に問題が見つかれば、すべての計画を見直し内容を改めなければならない。

> **この項の重要事項：大事故災害対応計画**

● 装 備

　個人防護装備は現場に出動するすべての保健スタッフに必要である。保健サービスの指揮官を支援することができる装備もある。医療資器材はプロバイダー（医療提供者）の技量・技能にあったものでなければならない。医師および看護師は適切な装備を現場に携行し、その場合は救急サービスで使用される装備と重複させるのではなく、補完するものでなければならない。この問題については7章および8章で取り上げる。

● トレーニング

　トレーニングには教育と演習の2つの面がある。複数機関による演習で指摘されてきた根本的な誤りを繰り返すことのないよう、演習の前に教育を行うことが重要である。

教 育

　患者の状態評価と処置・治療に関する原則は通常、二次救命処置コースで指導されている。このようなスキルは医療救護班のメンバーに不可欠なものであるが、プレホスピタル環境において適切に使用されなければならない。

　Major Incident Medical Management and Support (MIMMS) は、医師、看護師、救急隊員らを対象に体系的なアプローチを教育するために構築されたコースである。また、本コースは、緊急事態計画担当官、一部の警察、消防、軍の教育にも用いられており、彼らにとってもこのシステムを習得することは有益であると思われる。

　MIMMSは、大事故災害で機能できるように目に見えた変化があったかどうかを調べるため、公式な意識調査において評価された。回答者の100%がMIMMSにより適切な教育訓練が行われたと考えており、全員が実用的なスキル（無線通信手順、トリアージ）を実践し、指揮官としての役割を果たす能力を体得したと回答している。なかでも医師・看護師達が自信が持てた、という評価が最も多かった。

演 習

　演習にはいくつかの形式がある。対応の各要素を個別に演習することで、全体演習をより円滑に進めることができる。
- 情報伝達網と管理組織に重点をおいた机上演習
- 紙上の傷病者リストまたは模擬傷病者を用いるトリアージ演習
- スタッフの動員体制を検証するための情報伝達演習
- 野外を歩き、仮想の災害の拡大に対応する、傷病者を用いない実地演習（PEWC）
- 病院の対応を検証するための傷病者の取扱いを含む複数機関による演習。病院への傷病者の搬送をする場合としない場合がある。

■ 大事故災害への体系的な対応 ■

　MIMMSでは、災害の種類に関係なく、大事故災害時の現場対応（大事故災害時の医療**管理**）と多数傷病者への対処（大事故災害時の医療**支援**）に向けた体系的な「オールハザード」アプローチを採用している。

　「オールハザード」を想定した体系的な大事故災害対応は、事故災害現場で保健サービスを統括する指揮官と、対応に参加するその他すべての保健メンバーによって採用される。そのアプローチは7つの重要な原則を含んでいる（Box 2.1）。この原則は陸・海・空軍間、軍民間、さらには国境を超えて機能することが証明されている。

Box 2.1　管理と支援における優先順位

Command　　　　　指揮
Safety　　　　　　　安全
Communication　　情報伝達
Assessment　　　　評価
Triage　　　　　　　トリアージ
Treatment　　　　　治療
Transport　　　　　搬送

　これは災害時医療対応の「ABC（基本）」である。

● 指　揮

　現場では緊急サービス機関ごとに指揮官が任命される。「指揮（Command）」は各機関内の上から下(垂直方向)に機能する。現場全体の責任は1つの機関が担当し、この機関が現場を「統制」しているといえる。つまり「統制（Control）」は関係機関の間（水平方向）で機能する。

　保健サービスの指揮系統は3章で説明する。警察、消防および支援機関の指揮系統および役割は4章および5章で説明する。

　現場の統制は、現場における指揮階層を示す警戒線を用いることにより円滑に行われる。このような階層（ブロンズ、シルバーおよびゴールドと称する）については、10章で説明する。

● 安　全

　安全は「安全の1-2-3」と覚える（Box 2.2）。

Box 2.2　安全の1-2-3

1　自分　　（self）
2　現場　　（scene）
3　生存者　（survivors）

　個人の安全が最も重要であり、適切な個人防護装備を装着することにより達成される（7章）。有害化学物質などのハザードが存在し、保健要員のトレーニングや防護装備が十分でない場合には、現場から退避し（get out）、立ち入りを禁止し（stay out）、消防等対応機関の出動を要請する（call out）。

　現場の安全は警戒線を用いた効果的な統制により確保される。そのねらいは、災害現場に救援しにきた人々（または報道陣や見物人等の一般市民）が災害に巻き込まれるのを防ぐことにある。安全については12章で詳しく取り上げる。

● 情報伝達

　情報伝達のまずさが大事故災害現場で最も多い失敗である。早い段階において災害指揮官の間で有効な連絡体制を確立し、定期的に連絡をとりあうための手立てを講じなければならない。無線が一般的な通信手段であり、それを日常的に使用していない者は大事故災害発生前に無線通信手順を習熟しておかなければならない。情報伝達については13章および付録Eで取り上げる。

キーポイント
大事故災害管理の最も多い失敗は情報伝達のまずさである

大事故災害の宣言

　各緊急サービス機関および緊急入院の受入れが可能なすべての病院は、迅速な追加資源の動員に対応できるような大事故災害対応計画を事前に策定しておくことが必要である。多くの場合、問題なのは計画の遂行そのものではなく、計画の発動を躊躇することにある。これは専門家としてのプライド、むやみに大事故災害を発動することに対する非難への恐れ、無知が原因で起こりうる。そのいずれも容認しがたいものである。少しでも疑えば、大事故災害を宣言すべきである。

　大事故災害が宣言された現場から明確なメッセージ（情報）がなく、病院の大事故災害対応計画が実行に移されなければ、院内で混乱が生じるであろう。このため、病院へのメッセージの通知を標準化することが重要である（Box 2.3）。

Box 2.3　大事故災害メッセージ
- 大事故災害－待機：これは大事故災害が起こりそうなことを病院に警告している。事前に定めた特定のスタッフに連絡する必要がある。
- 大事故災害宣言－計画発動：この場合は大事故災害が発生しており、完全な対応が求められる。
これら2つの発令は次のメッセージによりいつでも取り消すことができる。
- 大事故災害－取り消し

この項の重要事項：事故災害発生時の立ち上げ

　場合によっては、現場から明確なメッセージが伝達される前に傷病者が病院に到着することもある。そのような場合、病院は院内で自施設の計画を発動する。たとえば、1996年のマンチェスター爆破事件では、負傷者212人のうち救急車で病院に運ばれてきたのはわずか8人であり、大事故災害対応計画の発動は救急診療部により決定された。

● 評　価

　現場の状況を迅速に評価することがきわめて重要である。集まった情報を元に、保健サービスが現場で行うべき初期対応が決定される。
　その後の対応の迅速性と妥当性を判断する上で、現場から伝えられる最初の情報の質が重要である。伝達すべき重要な情報は以下のMETHANEからなる頭字語でおぼえるとよい（Box 2.4）。

Box 2.4　現場から最初に伝達するべき情報		
M	Major incident：大事故災害	コールサインの確認。大事故災害－「待機」または「宣言」
E	Exact location：正確な発災場所	地図座標、道路の名称、目標物など。
T	Type of incident：事故災害の種類	鉄道事故、化学災害、道路交通事故など。
H	Hazard：ハザード	現状と拡大の可能性
A	Access/egress：進入・退出経路	安全な進入・退去方向
N	Number of casualties：傷病者数	当初の推定傷病者数。その後、重症度／種類とともに数値を修正。
E	Emergency services：緊急サービス	現状と今後必要となるサービス

　継続評価では、発災初期の評価に用いられる METHANE の後半部分の HANE の頭字語を使用することができる。災害指揮官は、ハザード、アクセス、傷病者数とその種類に加えて、治療に必要で使用可能な緊急サービスを絶えず評価することにより、現場で傷病者を治療するために、しかるべきスキルと装備を兼ね備えた適切なスタッフを確保し、その後の治療のために、しかるべき病院まで傷病者を適切に搬送する手段を確保しなければならない。これについては 14 章で考察する。

● トリアージ

　トリアージは傷病者の医療支援の基本であり、傷病者を選別し、治療の優先順位をつける作業である。この過程は動的であり（優先順位は治療後や治療を待っている間にも変わりうる）、変化を見極めるために搬送体制のあらゆる段階で繰り返し行われなければならない。トリアージの簡単なシステムを 15 章で取り上げる。

● 治　療

　大事故災害時の治療の目的は「最大多数に最善を尽くす」ことであり、得られる利益を最大にすることで達成できる。実際の治療はプロバイダーの技能、傷病者の重症度、患者の現場滞在時間などを反映したものとなる。環境の特性、傷病者の数によって、プロバイダーが最良の標準的治療を実施する能力の制限を受ける場合もある。治療については 16 章で考察する。

● 搬　送

　先進国における従来型の大事故災害では、ほとんどの傷病者が救急車で病院に運ばれるか、自分で病院に向かうことになる。他の輸送形態も利用することができ、適切な搬送中の治療ができる車両を確保することは、保健サービスを統括する指揮官の責務である。大事故災害時の傷病者搬送の目的は、「適切な患者を適切な場所へ適切な時間内に」運ぶことである。搬送については、17 章で詳細に取り上げる。

■ 大事故災害からの回復 ■

　典型的な大事故災害（人為的で単純かつ代償性の事故災害）のプレホスピタル期は数時間で終わってしまう場合が多い。「傷病者の搬送は完了した」という表現は、現場では集中して行われた活動の終了を示しうるが、個々の病院は予定手術や外来診療に及ぼす影響の点で、何日あるいは何週にもわたりさらなる緊張や重圧を感じることになる。患者によっては、リハビリに何年も要することがある。

　大半の病院職員や多くの緊急サービス要員は、そのような出来事を一度も経験したことがないと思われ、無理からぬことだが、ストレス徴候を示す者もでてくる。これは事故災害の発生直後、あるい

は経過中に現れることがあるが、急性ストレス反応の大部分は事故後間もなくみられる。それほど一般的ではないものの、フラッシュバックや悪夢とともに出来事の記憶がよみがえり、心的外傷後ストレス障害（PTSD）として知られる不安、不眠、作業能力の低下などの諸症状が知らぬ間に進行していることもある。

　災害が発生してから間もない時期に、今後の災害医療を改善するための教訓を学ぶ業務上のデブリーフィングと、出来事を受け入れるために必要な感情のサポートを行うための精神的支援（まれには、専門的な精神科治療）を組み合わせたプロセスが開始されることが求められる。大事故災害の心理学的側面は付録 A で考察する。

■ まとめ ■

- 大事故災害は準備、対応および回復の 3 つの段階に分けられる。
- 準備は計画、装備の整備およびトレーニングを含む。
- 大事故災害対応計画には「オールハザード」アプローチが必要である。
- すべての災害は同一の体系的対応により管理できる。
- **Major Incident Medical Management and Support** は、保健要員をトレーニングするための簡便で体系化された効果的なアプローチを提供する。

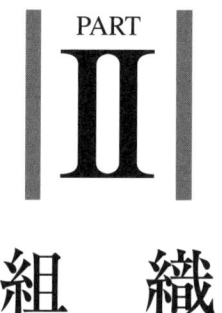

組　織

3章　保健サービスの組織と役割

本章を読んだあとに、次の質問に答えられるようになる。
- 大事故災害では保健サービスはどのように構築されるか？
- 事故災害現場では誰が救急および保健サービスの指揮をとるか？
- 誰が保健サービスの対応を統制するか？
- 救急指揮官の責任とは？
- 医療指揮官の責任とは？
- 保健サービスの対応はどのように組織化されるか？
- どのような医療および看護スタッフが関与し、各人の役割は何か？

■ 救急サービス組織 ■

　一般に救急隊員は単独または2人組で、1人の傷病者のケアに対応するよう訓練されている。個々の救急隊は独立して機能し、救急通信指令室から任務を与えられる。日常業務では、各隊は救急指揮官の指示を受けずに独自に行動する。2人組体制で活動する場合は、チームの1名が処置の実施を主導し、残る1名が処置の補助と車両の運転を行う。以下、このような役割をそれぞれ救急隊員（attendant）および補助隊員（assistant）と呼ぶ。

　救急サービスは日常的に救急車、ドクターカー、バイクおよびヘリコプターなどのさまざまな車両を使用している。さらに、災害時に迅速に出動可能な大事故災害支援部隊や非緊急車両を所有している場合もある。

● 救急サービスの専門家チーム

　救急サービスのなかには、「規定出動」（PDA）手順に従って出動可能な専門部隊を有するものがある。これにより、複数の高装備車両や訓練を受けた要員をハザードおよびリスク評価に基づいて特定の種類の事故災害に派遣することができる。空港、鉄道、危険物が関与した災害への対応がその例である。

　イギリスでは、危険地域対応チーム（Hazardous Area Response Team：HART）が大事故災害を想定した対応訓練を受けた危険な環境で活動する能力を有する専門家チームである。都市探索救助（USAR：urban search and rescue）、海上での災害への支援、警察銃器班への支援などの特殊技能は、その役割の一環として重要な役目を果たしていると考えられる。特殊作戦対応チーム（Special Operation Response Teams：SORTs）は傷病者の除染を含む大事故災害対応訓練を受けた専門家チームである。

■ 医療サービス組織 ■

　急性期病院およびプライマリ・ケア医療サービスは診療体制や業務内容に応じて編成されることが多い。個々の組織は大事故災害発生時に提供可能な医療の水準の点で異なる。

　地域によっては、プレホスピタル環境で救急医療を提供する訓練を受け経験を積んだ組織が整備されていることがある。可能であれば、大事故災害時の出動計画にその専門的な知識や技術を取り入れることが望ましい。

大事故災害対応計画は全体的かつ組織的な準備を行う上で必要不可欠な部分である。計画の重要な要素として、病院業務における指揮統制の組織整備が挙げられる。これについては、Major Incident Medical Management and Support: the practical approach in the hospital（大事故災害への医療対応 病院における実践的アプローチ）で詳細に論じられている。

■ 保健サービスの対応の指揮統制 ■

現場における保健サービスの対応は救急指揮官および医療指揮官により指揮がとられる。このふたりの指揮官は互いに緊密に連携するとともに、消防および警察の指揮官との連携も図る。このような指揮官の個々の役職名は国によって異なる。
（訳者注：救急サービスと医療サービスを総合して保健サービスと呼ぶ）

```
この項の重要事項：指揮官の役割名



```

各指揮官は前面と背面に「Police Commander（警察指揮官）」などの役割を表示した特徴的な格子柄のベストを着用する。

救急指揮官および医療指揮官はそれぞれ異なる役割を果たすが、指揮チームとして密接に連携しなければならない。これにより命令の重複や矛盾を避け、煩雑な無線通信を減らし、困難な意思決定を共有することが可能となる。

イギリスでは、救急指揮官が保健サービスの対応の統制にあたる。一方、オーストラリアのニューサウスウェールズ州では、州の災害対応計画により医療指揮官が保健サービスの対応を統制することが明確に規定されている。

■ 大事故災害における救急サービス ■

● 先着隊の現場活動

大事故災害現場に先着した救急隊員の活動は、追加の医療サービスの動員の速さを左右し、病院における多数傷病者の受入れ準備時間を最大限確保するうえできわめて重要である。救急サービスの初動対応による大事故災害宣言に遅れが生じると、適切な資源の配備やより広い保健サービスの準備に悪影響を及ぼす可能性がある。

一般に、初動対応が乗務員 2 名が搭乗する車両で行われる場合、救急隊員は救急指揮官の役割を担い、補助隊員は救急指令室との連絡を保つために車両から離れないようにする（情報通信担当官としての役割を果たす）。救急指揮官の役割はさらに上位の救急隊員が到着し次第、委譲される。

いかなる状況においても、先着隊は傷病者の処置に関与しない。そうしなければ、他の機関との連携が妨げられ、全体の現場の評価が行われず、災害の進展に伴って継続的に情報を提供するパイプ役を失うことになる。

最初の重要な状況報告（METHANE）は現場の迅速評価後に事実上の救急指揮官（先着隊の救急隊員）から伝達される。この報告に含めるべき情報を Box 3.1 に示す。

Box 3.1	**大事故災害現場から最初に伝達するべき情報**		
M	Major incident：大事故災害		コールサインの確認。大事故災害－「待機」または「宣言」
E	Exact location：正確な発災場所		地図座標、道路の名称、目標物など。
T	Type of incident：事故災害の種類		鉄道事故、化学災害、道路交通事故など。
H	Hazards：ハザード		現状と拡大の可能性
A	Access/egress：進入・退出経路		安全な進入・退去方向
N	Number of casualties：傷病者数		当初の推定傷病者数。その後、重症度／種類とともに数値を修正。
E	Emergency services：緊急サービス		現状と今後必要となるサービス

　この第一報の詳細な内容は変わることがある。相互運用性を確保するためには、地域ごとの手順に従う必要がある。

この項の重要事項：第一報

　現場に先着した救急隊は救急指揮本部（Ambulance Control Point：ACP）となり、後着するすべての保健サービス要員の集合場所として機能する。イギリスでは、ACP は 1 台の救急車両のみを使用し、青色灯を点滅させておく。救急サービスの専用に作られた指揮車が到着するまでは、このように車両を現場指揮本部として使用することが必要となる。

　先着した救急隊の活動内容を Box 3.2 にまとめる。救急隊員は現場救護所の適切な設置場所を決定する必要がある。このような事故災害の初期段階では、歩行可能な負傷者と負傷していない被災者を集めて待機させておくための場所が確保されていればよい。

Box 3.2　現場に先着した救急隊の活動
補助隊員
- 安全の許す限り、できるだけ現場近くに救急車を駐車する。
- 青色灯を点滅させておく（車両が ACP として機能していることを示す）。
- 救急指令室に現場到着を連絡し、最初の簡潔な状況報告を行う。
- 救急隊員／救急指揮官と連絡を保つ。
- 救急指揮官の指示があるまで車両内で待機する。
- エンジンキーを抜かない。

救急隊員
- 救急指揮官の役割を担う。
- ベストなど、救急指揮官であることがわかる衣服を着用する。
- 実際の活動状況の記録を開始する（災害記録）。
- 現場の状況評価を行う（動的なリスク評価を含む）。
- 救急指令室に重要内容を報告する（METHANE 情報）。
- 大事故災害を宣言／待機。
- 追加の救急サービス資源、医療チームまたは専門家／支援装備の必要性を確認する。
- 救急車駐車場、現場救護所などの重要エリアを決定する。
- 現場で他の緊急サービスと連携する。

● 救急指令室の活動

　救急指令室で大事故災害の宣言または待機の通報を受けたら、当直の通信指令官が標準業務手順を確認し、実行する。主に次の 2 つの任務があり、現場に配置される救急サービス資源の対応を調整することと、すべての必要な組織および人員への連絡を確実に行うことである。

● 現場における救急隊の責務

　現場における救急隊の責務を Box 3.3 に示す。目的は現場で負傷者に可能な最良の処置を行い、適切な傷病者を適切な病院に迅速に搬送するよう手配することである。救急指令室は地元の個々の「受入」病院の対応能力および収容能力とともに、現場への医療班の派遣能力に関する情報を把握する。

Box 3.3　大事故災害における救急隊の役割と責務
- 前進指揮所の設置
- 人命救助
- 被災者拡大の防止
- 苦痛軽減
- 他の緊急サービスとの連携
- 受入病院の決定
- 必要な医療資源の追加動員
- 現場における保健サービスへの通信手段の提供
- 救護所の設置
- 救急車駐車場および救急車収容点の設置
- トリアージによる治療および搬送の優先順位の決定
- 負傷者の搬送手段の手配
- 傷病者の移動記録

■ 緊急サービスにおける主要な役割 ■

　大事故災害時の指揮を円滑に行うためには、体系化した「重要な役割（key role）」のアプローチが必要とされる。最初のうち、この役割は現場に先着した隊員により果たされる。その後は、後着した上位の救急指揮官へ役割が委譲される。担当官に役職を個別に任命するのではなく、重要な役割を用いることで、特定の担当官が現場で不在の場合または現場に到着できない場合に生じる問題が回避される。重要な役割を Box 3.4 に示し、役割の相互関係を図 3.1 に示す。

Box 3.4：緊急サービスにおける主要な役割

- Fist crew on scene　　　　　　　　　　　　　　先着救急隊員
- Ambulance Commander　　　　　　　　　　　救急指揮官
- Ambulance Safety Officer　　　　　　　　　　救急安全担当官
- Ambulance Communications Officer（on site）　（現場）救急情報通信担当官
- Forward Ambulance Commander　　　　　　前進救急指揮官
- Casualty Clearing Station Officer　　　　　　救護所担当官
- Ambulance Loading Officer　　　　　　　　　救急車収容担当官
- Ambulance Parking Officer　　　　　　　　　救急車駐車場担当官
- Primary Triage Officer　　　　　　　　　　　一次トリアージ担当官
- Ambulance Equipment Officer　　　　　　　救急資器材補給担当官

（注：救急車収容点とは、救急車に傷病者を収容する場所）

● 救急指揮官

　救急指揮官は現場で緊急サービス要員（スタッフ）の指揮をとり、患者の処置に直接参加してはならない。そして、「救急指揮官」と明確に記された特徴的な色のベストで識別される。現場のどこへでも移動することができるが、定期的な連絡を円滑に行うためには、通常、指揮車や他の緊急サービスの指揮官の近くにとどまる。救急指揮官の職務は次のとおりである

- 医療指揮官、警察指揮官および消防指揮官と連携する。
- 救急隊および保健サービス対応者の安全を確保する。
- 他の救急担当官／隊員に役割を委任する。
- 無線通信を適切な医療従事者に確実に提供する。
- 現場の状況を評価する。
- 医療指揮官（現場に配置されている場合）と連携し、どこに移動医療班の派遣を要請するか決定する。
- 医療指揮官と連携し、傷病者の受入病院を決定する。
- 救急隊員により行われるトリアージと処置を監督する。
- 傷病者にとって最適な搬送を調整する。
- 保健サービスの車両の進入・退出路について警察に確認する。
- ボランティア機関への救急隊を支援する役割の協力要請を判断し、彼らにより行われる医療活動を監督する。
- 資器材の補充を調整する。
- メディアに対する記者会見等について警察と連携する。

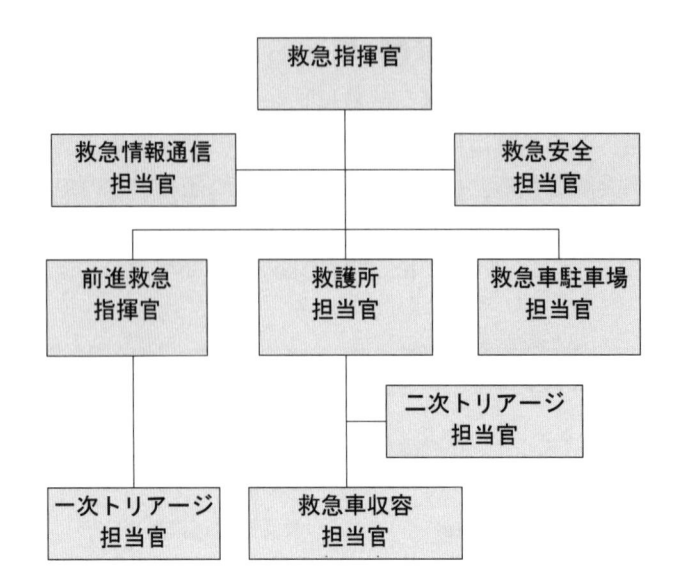

```
                    ┌──────────────┐
                    │  救急指揮官   │
                    └──────┬───────┘
          ┌────────────────┼────────────────┐
   ┌──────┴──────┐                    ┌─────┴──────┐
   │ 救急情報通信 │                    │  救急安全   │
   │   担当官    │                    │   担当官    │
   └──────┬──────┘                    └────────────┘
   ┌──────┼────────────────┬────────────────┐
┌──┴───┐          ┌────┴────┐         ┌──────┴──────┐
│前進救急│          │  救護所  │         │ 救急車駐車場 │
│ 指揮官 │          │  担当官  │         │   担当官    │
└──┬───┘          └────┬────┘         └─────────────┘
                       │       ┌──────────────┐
                       ├───────│ 二次トリアージ│
                       │       │    担当官    │
                       │       └──────────────┘
   ┌────────┐     ┌────┴────┐
   │一次トリ │     │ 救急車収容│
   │アージ   │     │   担当官  │
   │担当官   │     └──────────┘
   └────────┘
```

図 3.1：救急サービスの指揮系統

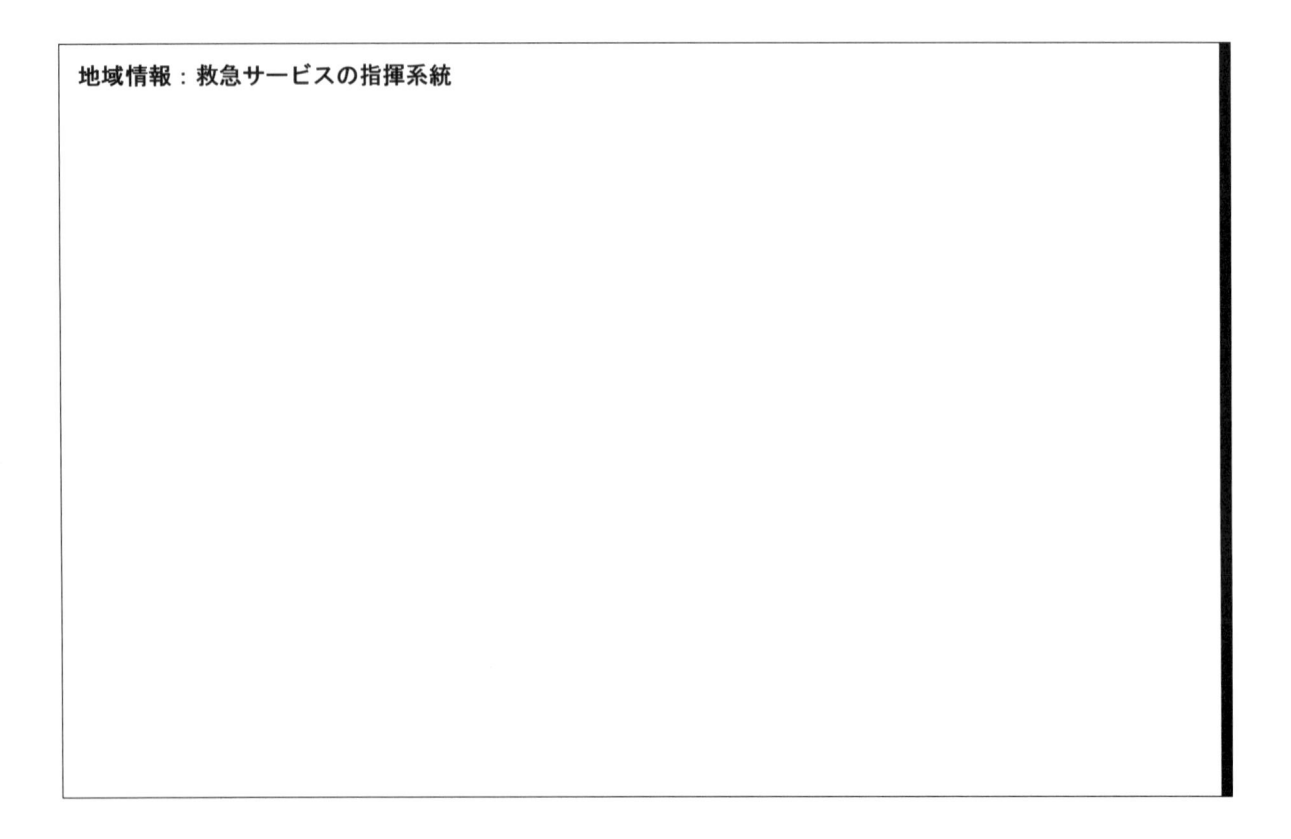

地域情報：救急サービスの指揮系統

● 救急安全担当官

　救急指揮官が、現場ですべての医療従事者の安全に対する責任を負うように担当官を任命する。その職務は次のとおりである。
- すべての医療従事者が適切な個人防護装備を装着していることを確実にする。
- スタッフが疲労やストレスを受けていないかを観察し、人員交代の必要性について助言を行う。
- ハザードを特定し、リスクを評価し、適切な対策が講じられることを確実にする。
- 安全上の事項および手順について他の緊急サービスと連携をとる。
- 汚染された傷病者、スタッフ、車両および装備に関する問題を考慮する。

> **キーポイント**
> 適切な個人防護装備を装着していない要員は現場への立ち入りは拒否すべきである

● 救急情報通信担当官

本担当官は、しかるべき救急および医療スタッフに現場内外のあらゆる通信と、救急サービスと他の緊急サービスとの間の通信を提供し、調整する。救急情報通信担当官は救急現場指揮本部を拠点として活動する。その職務は次のとおりである。

- 現場と主たる救急指令室との間の連絡を確保する。
- 現場救急指揮車と他の緊急サービスの災害指揮車との間の連絡を確保する。
- 現場と受入病院との間の連絡を確保する。
- 無線、固定電話、携帯電話およびファックスなど、個々の伝達内容に最も適した通信方法を判断する。
- 現場での医療従事者から受けたすべての通信内容を記録する。

● 前進救急指揮官

本指揮官は特定のセクター／作戦エリア（ブロンズ）における救急サービス資源の管理に関して救急指揮官に責任を負う。前進救急指揮官（FAC）は前進作戦エリア／セクターで業務を遂行し、当該エリアで救急指揮官の目となり耳となる。災害の規模または種類によっては、複数名の FAC が配置されることがある。その職務は次のとおりである。

- 適切な一次トリアージが確実に行われるように資源を割り当てる。
- 身動きのとれない傷病者への治療を監督する。
- 救護所（CCS）への患者の搬送を監督する。

● 救護所担当官

本担当官は救急指揮官と連携し、CCS を設営する。設営時には以下の点を考慮すべきである。

- CCS はあらゆるハザードから安全な距離を確保した上で設営する。
- 災害現場からの患者の搬送が長距離または困難となる場所を避ける。
- 利用可能であれば、自然の避難場所または建物を利用する。
- 患者を収容するための車両が容易に進入できなければならない。

当初の CCS 設営時に優先すべきことは治療場所を提供することである。これはそのための一区画を特定し、応急処置パック、ボックスまたはリュックサックを開封することを意味する。テントや他の一時的な施設の設営には遅れが生じるため、このような施設の速やかな開設が求められる。

また、救護所担当官は次の職務も遂行する。

- CCS に運ばれてきた傷病者の二次トリアージを開始し、監督する。
- 現場からの患者の移動記録を管理する（救急車収容担当官と連携する）。
- CCS で働く医療スタッフにブリーフィングを行い、監督する。
- CCS 内に適切な装備資器材があることを確認する。
- 救急車収容担当官と連携し、搬送の必要性と搬送の優先順位を決定する。
- 救急指揮官に傷病者の数、重症度および移動状況を逐次報告する。

● 救急車収容担当官

本担当官は救急車収容点で監督を行う。その職務は次のとおりである。

- 警察と連携し、適切な救急車の入出路を確保する（11 章参照）。
- 救急車駐車場担当官と連携し、必要に応じて CCS に救急車を呼び寄せる。
- 救護所担当官と連携し、最適な搬送手段（公共輸送機関、固定翼航空機、ヘリコプター、ボートなどを含む）を決定する。
- 救急資器材補給担当官と連携し、災害終結時にすべての救急医療資器材を回収・返却するよう手配する。

● 救急車駐車場担当官

本担当官は救急車駐車場で業務を遂行する。その職務は次のとおりである。

- 車両資源の最適な利用を確保する。
- 現場に来た人員および車両の記録（出動救急隊員の資格を含む）をとる。
- 救急指揮官と連携し、適切な救急隊員を必要な場所に派遣する。

● 救急資器材補給担当官

本担当官は現場に届いた追加資器材を受け取り、分配する。資器材は通常、一度に一台の資器材補給車両から供給される。その後、（使い切ると）車両は一度戻り、補給所で車両一杯に補充することができる。

この項の重要事項：救急サービスの重要な役割

■ 大事故災害における医療サービス ■

Box 3.5 に示すように、医療サービスは救急隊の対応を支援し、強化することができる。

Box 3.5　救急サービスへの医療支援

- 二次トリアージの支援（選別トリアージ）
- 二次救命処置。
- 救出を容易にするための緊急外科的手技を行う。
- 軽傷者は現場でのみ処置し、帰宅させる。

■ 医療における各指揮官名 ■

医療サービスに割り当てられる指揮官名を図 3.2 に示す。これらの職は救急サービスの各職を補完する。以下に各職の責務を説明する。

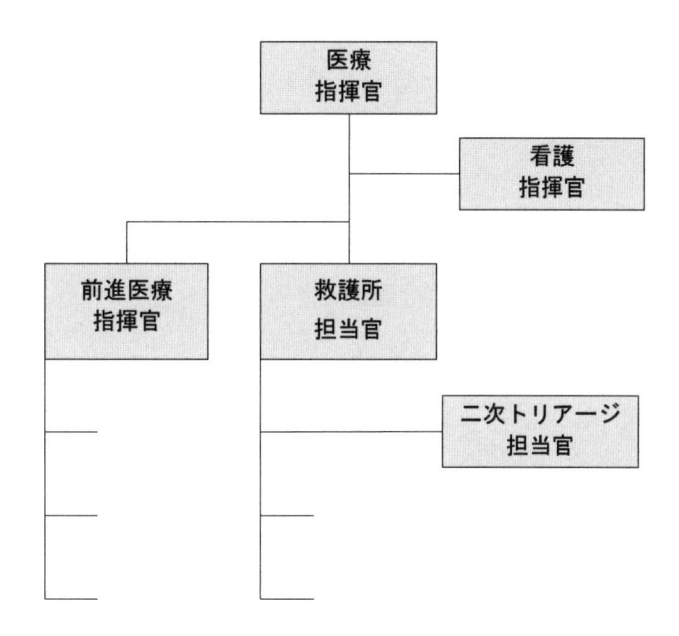

```
            医療
            指揮官
              |
              |──────────── 看護
              |             指揮官
              |
    ┌─────────┴─────────┐
  前進医療              救護所
  指揮官                担当官
                          |
                          |──── 二次トリアージ
                                担当官
```

図 3.2：医療サービスの指揮系統

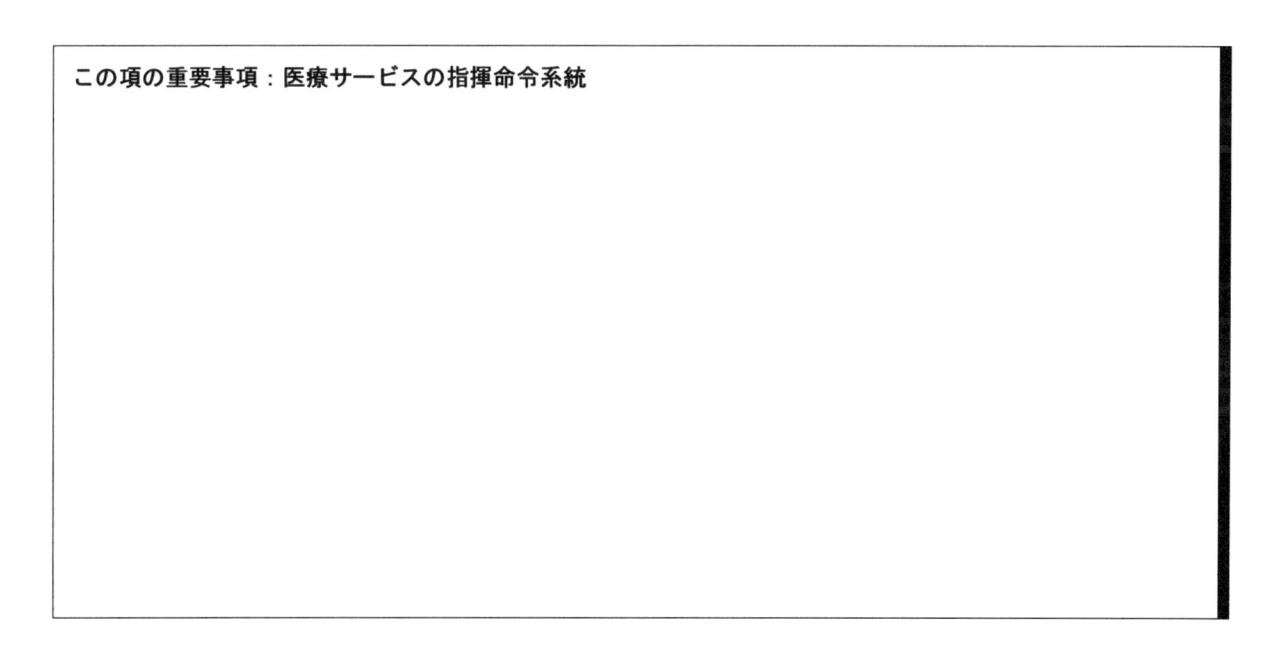

この項の重要事項：医療サービスの指揮命令系統

● 医療指揮官

医療指揮官は現場で医療活動の監督にあたるが、救急指揮官の場合と同じく、患者の診療に直接たずさわってはならない。なぜならば、指揮官としての役割を損なうことになるからである。現場に到着したら、医療指揮官は救急指揮官と連絡をとり、十分なブリーフィングを受ける。医療指揮官は現場内を動き回ってもよいが、最も効果的な指揮活動を展開するためには、救急指揮官や他の緊急サービスの指揮官の近くで働く必要がある。

医療指揮官は役職を明確に表示したベストで識別される。医療指揮官の個人防護装備は救急サービスの資器材搬送車内または病院の大事故災害用倉庫内に格納されていることもあれば、医療指揮官の輪番制に従ってあらかじめ各人に支給されることもある。

> **この項の重要事項：指揮官に必要な物品の供給**

医療指揮官の職務は次のとおりである。
- 救急指揮官、警察指揮官および消防指揮官と連携をとる。
- 他の医療従事者に重要な仕事を委任する。
- 受入病院への情報の流れを確立し、維持する。
- 現場の医療的評価を実施する。
- 専門的な医療用資器材のニーズを確認し、救急指揮官と連携して供給を確保する。
- 現場における医師および看護師のニーズを判断する。
- 救急指揮官と連携し、傷病者の受入病院を決定する。
- 有効な二次トリアージが確実に行われるようにする。
- 現場で医療チームにより提供される治療を監督する。
- メディアに対する記者会見等について救急指揮官および警察指揮官と連携する。

医療指揮官として活動する本人の背景よりは、その役割を果たすために適切な訓練と演習をしてきたという事実のほうが重要である。医療指揮官として重要な能力は次のとおりである。
- 大事故災害時のマネジメントに関するトレーニングおよび経験
- プレホスピタル・ケアのトレーニングおよび経験
- 地元救急サービスのロジスティクスの把握
- 病院の設備および能力に関する地域ごとの情報

現場に到着したすべての臨床スタッフは必ず医療指揮官からブリーフィングを受け、任務を割り振られる。医療指揮官は医療者が正確な情報伝達経路を把握し、使用できることを確認しなければならない。各要員は個々の任務が完了すれば、医療指揮官または指名された代理人にその旨報告し、次の任務の割り当てを受ける。これが徹底されない場合、他の緊急サービスの職員が医療需要があると判断した場所へ医療者を移動させてしまうことになる。その結果、災害医療の指揮体制はたちまち破綻し、最終的には傷病者に悪影響を及ぼす。

医療指揮官は医療従事者の安全に対するすべての責任を負うが、通常、このような責務は救急安全担当官に委任される。救急指揮官とともに行う現場の初期評価は、必要とされる医療資源の規模および内容を把握する上で役に立つ。資源に余裕があれば、医療指揮官は一次トリアージを支援するために医療者を投入することもできる。医療指揮官は救護所で効果的な二次トリアージが行われ、適宜繰り返されるようにしなければならない。適切な技術を持った人材の混成チームを派遣し、すべての傷病者に最良の医療が提供されるよう監督する。

● 前進医療指揮官

　この役割は、利用可能な資源によって災害管理体制の一部として重要な役目を果たす場合もあれば、そうでない場合もある。この医師は前進作戦エリア／セクターにおいて医療指揮官の目となり耳となる。患者の治療に直接関わってはならない。

　主な任務は前進エリアで働く医療者の監督である。身動きのとれない傷病者の救護のための臨床医または医療チームの派遣は、前進救急指揮官を通じて前進医療指揮官に要請されなければならず、これ以外のルートは認められない。したがって、前進医療指揮官はセクター／作戦エリアにおいて、前進救急指揮官と緊密な協力のもとに業務を遂行する必要がある。

> **キーポイント**
> 救急指揮官および医療指揮官は決して個々の傷病者の処置に関与してはならない

■ 現場で活動する医療スタッフ ■

● 病院チーム

　救急サービスを支援するために医療チームの現場出動はしばしば要請される。多くの場合、現場への輸送手段の手配は救急サービスの責任であり、表示がなされた緊急車両により行われる。救急車を利用できない場合には、警察に対して輸送支援の要請を行うことができる。

　各医療班のリーダーがチームの安全に対する責任を負う。この責任は現場に出発する前、病院にいる段階から始まり、チームのすべてのメンバーへのデブリーフィングが業務面と心理面の両者から行われてはじめて解除される。チームリーダーだけが任務を受け、チームのメンバーはリーダーから役割を与えられる。

　病院を拠点とする医療チームは通常、現地で自活するための能力をもたずに配置されることになる。したがって、輸送、情報伝達、食糧・水、宿泊施設およびその他の個人的必需品については、保健サービスの指揮系統に依存する。このことは、短期間で終結するような事故災害ではあまり問題にならないが、現地でスタッフの休養と交代が行われ、長期にわたる対応を余儀なくされるような自然災害では、そのような医療チームの野外生活能力のなさが露呈されることになる。その結果医療効率の低下は避けられない。

　医療チームは解体されて複数の仕事が割り当てられることもあれば、全員一緒に一つの治療エリアに割り当てられることもある。スタッフが災害現場で前方に配置される場合は、前進医療指揮官の直接管理下に置かれ、救護所で活動するならば、救護所担当官が監督する。災害はすべて異なるので、チームの任務の正確な内容や相対的な優先順位は変化する。状況に応じて請け負う任務を Box 3.6 に示す。

> **Box 3.6　移動医療チームの任務**
> - 現場での一次トリアージ
> - 現場での生存傷病者の処置
> - 救護所での二次トリアージ
> - 救護所における治療
> - 搬送トリアージ
> - レスキュー隊から搬送されてきた傷病者の治療
> - 移動外科チーム派遣時にはその支援
> - 現場での軽症者の処置
> - 現場での死亡確認および死亡票の貼付

ほとんどの病院では移動医療チームの要請はまれにしか受けない。このような状況ではアクションカードが有効な促進策となる。このカードには、誰がチームに入るのか、直ちに何を準備すべきか、どのような装備が必要であるか（そして、それはどこにあるか）、どのような手段で現場にチームを派遣すべきか、現場到着後にはどのような初動対応をなすべきかなどが記載されている。移動医療チームがとるべき緊急行動がリストアップされたアクションカードの見本を Box 3.7 に示す。

キーポイント
現場への移動医療チームの搬送を調整する責任は救急サービスにある

Box 3.7 移動医療チームのアクションカード

緊急行動
1. 移動医療チームのメンバーに任命されているスタッフは、救急部に急行する。
2. 大事故災害用倉庫から医療資器材および衣服を調達する。看護師は大事故災害用管理医薬品を受け取り、署名をする。
3. 現場にチームを輸送するための救急車が到着したら、移動外科チーム用以外のすべての大事故災害用資器材を積み込む。
4. 医療指揮官から装備に関する特別な指示がないことを確認し、救急車で災害現場へ向かう。
5. 現場に到着したら、救急指揮本部（通常、緑色灯が連続点灯）で医療指揮官に到着報告を行い、指示を受ける。
6. 医療指揮官の指揮の下、必要に応じて傷病者の治療を行う。

　このようなチームの医師および看護師は少人数ではあるが、高度な技能を有する保健サービス対応の一部を形成する。彼らの技能が有効に活用されるとともに、救急隊員の役割と競合するのではなく、互いに補完し合うことが重要である。

● 救護所における看護活動

　看護師を含む二つ以上の医療チームが現場に出動しているときには、CCS 主任看護師の役割を担う看護師 1 名が必要となる場合がある。CCS 主任看護師はチームリーダーシップと人員配置調整の経験を有するとともに、グループのスキルを掌握し、適切な処置エリアに人員を配置することを通じてチームメンバーに任務を委託することができる者でなければならない。なお、看護師といっても、その経歴は多様であり（救急看護、手術室、集中治療、一般病棟業務および地域看護を含む）、幅広い経験をもち、異なる資格を有する者があることを認識しておく必要がある。

　CCS 主任看護師の名で任命されることはまれであるが、上記の役割は必要不可欠である。この責務を負う看護師は救護所担当官の直属となる。また、この上級看護師は統制医薬品のスタッフへの配分を担当し、各人員へのアンプル支給数を署名とともに記録する役目を果たす。

キーポイント
事故災害現場で活動する医療スタッフは救急隊員の役割を補完するよう努める

現場で患者の治療を行うために配置された医療従事者はプレホスピタル環境で業務を遂行するのに適切な装備（個人装備、医療資器材の両者）を備え、役割を果たすために適切な臨床技術と経験を有する者でなければならない。このような条件が満たされていれば、高度な技術を現場で利用できることが傷病者にとって大きな利益となる。装備が不十分、経験が浅い、十分なスキルを持たない、あるいは訓練を受けていないものは、傷病者や他の救助者の安全を脅かすことになりかねない。

> **この項の重要事項：移動医療チームの能力と準備状況**

現場で外科医が必要となることはまれであるが、そのような状況は起こりうる（例、救出を容易にするために切断術や関節離断術を要する場合）。外科医は救急または医療指揮官からの要請があった場合にのみ召集されるべきである。おそらく、有能な上級外科医、同じく有能な麻酔科医および適切な器械出し看護師や麻酔介助看護師で構成される移動外科チームが受入病院で編成され、救急車で現場へ派遣されるであろう。このチームは前進救急指揮官（もしくは配置されていれば前進医療指揮官）の厳重な監督のもとに業務を遂行し、外科的処置が終了すれば、患者とともに病院に帰還する。

> **この項の重要事項：移動外科チームの能力と準備状況**

● その他の医療従事者

ボランティア救援団体

あらかじめ配置されている場合（例：マスギャザリング）や、支援するために公的な救急サービスによって動員された場合など、ボランティア救援団体に所属する医療従事者が現場で活動することがある。このような個人は保健サービスの指揮系統のもとに働くことになる。

> **この項の重要事項：ボランティア救援団体**

偶然関わることになった医療従事者

　多くの災害では、被災生存者であったり、発災直後に現場を通りがかったために関わることになった医療従事者も存在する。こうしたスタッフは、応急処置以上のことができる装備を持ち合わせていないことが多い。それどころか、適切な個人防護装備を持ち合わせていないため、不要な危険を負うことになる。したがって、現場に動員された緊急サービスや医療スタッフが早急に引き継ぐ必要がある。災害に巻き込まれた医療関係者は他の傷病者と同じように扱われ、偶然関わることになった者には現場自体の危険から離れた場所での業務を担当させるべきである。

■ まとめ ■

- 救急および医療指揮官は現場での保健サービス対応を担当し、共に密接に連携しなければならない。
- 救急隊員および医療チームは重要エリア内で活動し、そのようなエリア内では前進指揮官の指揮下におかれる。
- 医療従事者は救急隊を補完するスキルを提供する。
- 初動医および病院医療チームは適切な装備資器材を備え、訓練を受け、経験を有するとともに、相応の教育訓練を受けていなければならない。
- 医療チームの任務の詳細な内容および優先順位は個々の災害によって異なる。通常、トリアージ、治療および搬送準備に従事する。
- 現場への外科チームの派遣は限定すべきであり、任務を特定すべきである。

4章　緊急サービスの組織と役割

本章を読んだあとに、次の質問に答えられるようになる。
- 大事故災害時の警察の役割および組織とは？
- 大事故災害時の消防救助サービスの役割および組織とは？
- 大事故災害時の海事沿岸警備サービスの役割および組織とは？

■ 組　織 ■

保健サービスのスタッフは他の緊急サービスの組織および役割を理解しておくことが重要である。救急サービスと同じく、警察および消防救助サービスも階層的に組織化され、明確な指揮統制システムと階級構造を持っている。

■ 大事故災害における警察の役割 ■

多くの領域では、警察が大事故災害現場で全体の統制を行う。ハザード（火災または化学物質の漏洩など）が存在する場合には、警察は内側警戒線（ブロンズエリア）内にあるその領域の統制権を消防救助サービスに譲渡することになる。

警察の指揮本部は他の緊急サービスの指揮本部と足並みをそろえて、責任を持って他の緊急サービスに大事故災害対応計画の発動が伝わるようにしなければならない。

警察の初動責任を Box 4.1 に示す。

Box 4.1　警察の初動責任
- 災害の指揮統制、前進指揮所の設営
- 災害記録の作成開始および管理
- 他の緊急サービスと連携した人命救助
- 災害の拡大防止
- 依然として危険な状態にある人々の避難誘導
- 他の緊急サービスの発動の確認
- 緊急サービスのための交通整理および入出路の特定
- 他の緊急サービスとの連携およびとりまとめ
- 傷病者および負傷していない被災者に関する記録管理
- 死者の身元確認および検死局との連携
- 治安維持
- 財産保護
- 犯罪捜査および公式調査の支援
- メディアとの連携

発災後に危険（例えば、火災、化学物質への曝露、放射性物質による汚染など）が迫っている人々は、緊急サービスによって安全な場所に避難させなければならない。警察官は一般市民の立ち入りを禁止する一方で、対応する緊急サービスの入出を支援するため、適切な場所に外側警戒線を設置する。また、現場に進入する緊急サービス要員の氏名を記録する。通常、救助資格者であることを名乗る者の身分確認は警察が担当する。

● 負傷していない被災者への対応

警察は、基本的な福祉ニーズに応えることのできる被災者受け入れ施設を、適切な場所に開設するよう、地方自治体に要請することができる。ここでは地域の行政当局が食事や飲み物を提供する一方で、保健サービスが医療を提供する必要がある。

生存者はよく目撃者とみなされ、捜査対象となる。最初は、動揺が大きすぎてすべてを話すことができないため、被災者受け入れ施設で氏名と住所を聞くにとどめるのが適切であると考えられる。被災者受け入れ施設に必要なものを Box 4.2 に示す。

Box 4.2　被災者受け入れ施設に必要なもの
- 一般市民や報道から離れた安全な場所
- 食料
- 水
- 衛生用品
- 乾いた衣服
- 申請書類
- ソーシャルケア
- 医療

● 友人や親族への対応

災害で被災しなかった友人や親族が現場を訪れることがある。このような人々は、被災局の連絡先やヘルプラインの電話番号等を含め、警察および地方自治体から適切なアドバイスを受ける必要がある。

● 死者への対応

多くの国では、死亡診断は訓練を受けた医師のみが行うことができる。死者の身元確認は**警察指揮官**が監督することが多い重要な役割である。警察は死者の身元が判明したときに近親者に知らせる責任がある。

遺体を移動する権限が与えられれば、移動するのは警察の責任である。遺体仮安置所の設置の是非については、検死官（英国）の判断に従う。**遺体仮安置所**の目的は法医病理学的検査と死者の正式な身元確認である。装身具類、その他貴重品がこの過程で重要な手掛かりとなりうる。

● 交 通 整 理

道路の順調な流れを維持し、車両待機エリアを整備することで、災害現場における円滑な活動が常に担保される。これは**警察の責務**である。

● 法 と 秩 序

大事故災害現場は犯罪現場である可能性がある。その後の捜査に用いられる証拠の保全に努めなければならない。一般市民の大規模な避難が行われる場合には、所有者不在の財産は泥棒や略奪者の格好の標的となる。財産の保護は警察官の責務である。

● 警察の保健サービスに対する支援活動

警察は Box 4.3 に示す方法で大事故災害現場における医療サービスを支援することができる。

> **Box 4.3　医療サービスに対する警察の支援**
> - 直接または先導による医療従事者の輸送支援（現地協定）
> - 救急車が円滑に移動できるような輸送路の確保
> - 個々の傷病者の病院への先導（現地協定）
> - 負傷者の消息および状態に関する情報の整理
> - 被災者受け入れ施設の設営要請
> - 傷病者および生存者の友人・親族への連絡
> - 災害指揮官によるブリーフィングまたは記者会見用の会議施設の手配
> - 必要に応じて、上空からの現場評価のためのヘリコプターの手配

■ 大事故災害における消防救助サービスの役割 ■

　消防救助サービスは現場におけるハザード対応において重要な役割を果たす。先に述べたように、彼らが危険区域の統制をしばしば維持する。消防救助サービスの初動責任を Box 4.4 に示す。

> **Box 4.4　消防救助サービスの初動責任**
> - 前進指揮所の設置
> - 災害記録の作成開始
> - 人命救助
> - 災害の拡大防止
> - 消火活動
> - ハザードの除去や軽減
> - 身動きのとれない被災者の救出
> - 瓦礫の下で活動するための入出路確保
> - 他の緊急サービスとの連携
> - 特殊装備の提供（照明、リフト、テント）
> - 救急サービス統制下での集団除染用資器材の提供
> - 死者の搬出

● 消防救助サービスの既定出動

　世界各地で消防救助サービスは、すべての災害時にあらかじめ定められた時間内に消防車で出動する必要がある。最初に出動する車両数はリスク評価により決定され、「既定出動（PDA）」と呼ばれる。たとえば、リスク評価によって、農村部では、1 台の消防車が 20 分以内に到着すれば十分な対応であるが、都心の消防署への通報ならば、2 台の消防車が 5 分以内に現場に到着し、さらに 3 台目が 3 分以内に到着しなければならない。また、PDA では、最初に出動する隊員の階級が定められている場合が多い。

　いかなる地域においても、空港や石油化学工場などの危険性の高い場所がいくつか存在する。このような場所は大事故災害現場となる可能性がある。あらかじめ定められた計画によって、そのような場所からの通報に対する初動対応は標準的な活動水準を上回ることが多い。

　消防救助サービスは運用上利用可能な特殊消防車を複数台所有しており、特殊災害時の PDA の一部となることがある。

● 上級消防官の職務

　大事故災害が宣言されれば、上級消防官は現場で消防救助サービスの指揮をとる必要がある。この上級消防官の指揮責務を Box 4.5 に示す。

> **Box 4.5　消防指揮官の職務**
> - すべての消防救助サービス資源の指揮をとり、消火活動や火災からの人命救助、身動きのとれない人々の救助にかかわるあらゆる活動を担当する。
> - 警察および救急現場指揮車の近くに消防指揮車を配置し、指揮本部を設置する。
> - 災害のさまざまなセクターの担当官を任命し、安全担当官を任命する。
> - 大容量ポンプなどの特殊装備や救助資器材を提供する。
> - 火災が発生していない場合には、警察指揮官および救急指揮官と連携して人員および装備を配置し、広く他のサービスの支援にあたる。
> - 危険物質が関与している場合には、専門家による支援を提供あるいは援助を受ける。

　大事故災害の初期段階には、消防救助サービスは進入経路と水の安定供給という2つの問題を抱えることがある。災害が幹線道路から離れた場所（例、鉄道線路やトンネル内）で発生した場合、現場への進入が困難になるだろう。大規模火災では、ポンプ車の水はすぐに使い果たされる可能性がある。その結果、消火栓、小川、河川、池、そのほか現地で利用可能な水源から取水する必要がある。

● 消防救助サービスの保健サービスに対する支援
　消防救助サービスはBox 4.6に示す方法で大事故災害現場における医療サービスを支援することができる。

> **Box 4.6　消防救助サービスの医療サービスに対する支援**
> - 火災、化学・電気、またはその他のハザードを排除し、その現場への入出路を整備することにより、安全な活動区域を提供する。
> - 照明や屋根があり、環境が整備された活動区域を提供し、身動きのとれない患者への到達経路を整備する。
> - 身動きのとれない傷病者を救出するためのスキルと装備を提供する。
> - 災害現場から救護所へ傷病者を運ぶための人員を提供する。
> - トリアージと応急処置を行う。

■ 大事故災害における海事沿岸警備サービスの役割 ■

　海事沿岸警備サービス（Maritime and Coastguard Services:MCS）は洋上で発生した災害における被災者の救助活動の調整において重要な役割を果たす。MCSの初動責任をBox 4.7に示す。

Box 4.7　海事沿岸警備サービスの初動責務
- 洋上および領海で発生した災害の調整
- 発災場所の特定
- その海域の船舶に対する警告放送
- （可能ならば）必要な支援内容とその意図を確認する担当者との連絡体制の確立
- 現場への航空機の緊急派遣要請
- 船舶／施設への輸送（消防および保健サービスを含む）に関する専門要員への作業指示
- 適切な救命ボートによる救助の開始
- 動員可能な海軍部隊の海軍本部への要請

■ まとめ ■

- 警察が通常、大事故災害を統制する。
- 大事故災害発生時にはすべての緊急サービスが特別な責務を負う。
- すべての緊急サービスが人命救助のために保健サービスを支援する。

5章　その他の支援機関の組織と役割

本章を読んだあとに、次の質問に答えられるようになる。
- 大事故災害時の対応ではどのような支援機関が利用できるか？
- このような機関は大事故災害現場で保健サービスをどのように支援できるか？

■ 定　義 ■

　支援機関とは、ときに大事故災害現場で支援や援助を求められる、保健サービスまたは緊急サービス以外のサービス提供機関のことをいう。このような機関としては次のものがある。
- 地域の行政当局
- ボランティア救援団体
- ボランティアの救急搬送サービス
- 軍隊

■ 個別の活動内容 ■

● 地域の行政当局

　大事故災害時対応の急性期では、地域の行政当局は緊急サービスを援助し、地域社会を支援できる。さらに長期化すれば、地域の行政当局は復旧における重要な役割を果たすことになる。

緊急サービスへの支援

　まず、救助活動を支援するための機械および資器材を提供する。道路啓開のための土木機械が必要となり、時には堤防にはしごを掛けたり、追加の照明設備を提供する。傷病者の搬送に公共輸送機関を利用できる。飲食物を提供する一時収容施設を設営する建物を供与することができ、一時宿泊施設を必要としている人々を収容することになる。

長期にわたる復旧

　地域の行政当局は数週間から数ヵ月にわたり、被災者の支援を継続する。清掃部、環境保健部、住宅部、公共事業部、建築部はすべて地域社会の回復に携わることができる。

● ボランティア救援団体

　ボランティア救援団体は一次救命処置や被災者支援など実地の支援を行うことができる。大事故災害という状況下では、現場における緊急サービスおよび被災者へのこうした支援を過小評価してはならない。

● ボランティアの救急搬送サービス

　ほとんどの先進国では、ボランティアの救急搬送サービスがある。これは保健サービスの大事故災害対応計画の一環として動員される場合もあれば、救急指揮官からの要請を受けて警察により動員される場合もある。このようなサービスにより提供される支援内容を Box 5.1 に示す。

> **Box 5.1　ボランティアの救急搬送サービスによる支援**
> - 被災者受け入れ施設および一次収容施設に設けられた応急処置所を運営するための人員配置
> - 根本治療のできる医療機関への軽症外傷患者の搬送
> - 担架搬送要員の配置

　加えて、赤十字社、赤新月社、セント・ジョン救急サービスやおよびセント・アンドリュー救急協会は、救急サービスの指示および直接統制のもとに対応可能な車両資源をしばしば提供する。

● 軍　隊

　軍は組織化され、訓練を受け、規律ある多数の人材の供給源となりうる。このような単なる人的資源に加えて、軍は災害が複合的であるとき（1章）に特に有用と思われるスキルと装備を備えている。技術面では、仮設道路橋の建築、航空機着陸地の整備、野外炊事場、避難所、飲料水と衛生施設の提供などが挙げられる。そのような環境では、軍の医療サービスが野外病院を設立することもできる。

　軍による対応は、発災場所の地理的位置、時間軸、そして最も重要な要素として、動員可能な兵士および装備—これは、進行中の軍の作戦に参加する兵士や装備の数によって左右される—に依存する。一部の専門能力を除き、一般に軍は特別な対応を保証できないため、民間緊急対応計画は軍に依存してはならない。

　軍の専門的部門は、一般社会に対して特別な支援を行うことができる。たとえば、軍の捜索救助（SAR）用ヘリコプターは、洋上、沿岸部両者の救援に用いられる。テロ事件では、爆破装置を解除し、爆破装置が破壊されたことを確認するために爆発物処理（EOD）チームが必要となる。化学、生物、放射性物質または核（CBRN）装置による特別な危険がある場合、軍は計画および対応において民間からは得られない専門知識を提供することができる。

　現場への軍による支援の要請は、同意を得て計画された想定される災害に対する対応の一環としてすでに認められている場合もあるが、通常警察指揮官を通じて行われる。緊急時には、至急を要しかつ生命や財産が危機に直面していれば、通常、地元部隊の軍司令官が自身の権限で軍への支援要請に直接応じることができる。その他の大部分の軍の支援要請については、上層部の承認が必要となる。

■ まとめ ■

- 支援サービスは、標準の緊急および保健サービスによる大事故災害への対応を補完することができる。

PART III
準備

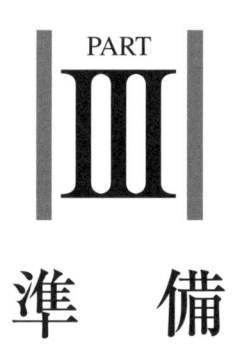

6章　計画

本章を読んだあとに、次の質問に答えられるようになる。
- 緊急サービスや他の機関はどのような指針を利用できるか？
- 保健サービス特有の指針としてどのようなものがあるか？

はじめに

　緊急サービスは、大事故災害発生時において、それぞれ異なる責務と優先順位を有しているが、人命救助はすべての機関の最重要目的である。その他にも多くの責務はすべての緊急サービスに共通する（Box 6.1）。効率的な対応を実現するためには、複数機関による計画、教育および演習を行うことが重要である。これにより各サービスは他のサービスの役割と優先順位を認識することになる。ほとんどの国家緊急対応計画策定ガイダンスでは、この多機関アプローチ（multi-agency approach）を明確に奨励している。

Box 6.1　協同対応の目的
- 人命救助
- 災害の拡大防止
- 被災者の救援
- 環境の保全
- 財産の保全
- 迅速な正常化
- 調査の円滑化

■ ガイダンス ■

　ほとんどの国では、大事故災害に関するガイダンスが国によって発表されている。たとえば、イギリスでは、イングランドで利用できるガイダンスがあり、それぞれの地方政府についても同様である。この災害対応ガイダンスは考え方と実践の概要を示したインターネット上の出版物によって補足され、法で定められた責任に裏打ちされている場合が多い。今日では往々にして、大事故災害時の対応は事業継続マネジメント（BCM）の枠内に位置づけられている。利用可能なガイダンスでは、災害現場で必要とされる各種機能または業務への責任が個々の対応組織に割り当てられる。このような責任体系を表6.1に示す。

表 6.1　各機関の責務

任務	担当機関
負傷者以外の被災者のケア	警察 社会福祉サービス 地域の行政当局
負傷者のケア	保健サービス 警察 消防
死者の取扱い（身元確認）	警察
死者の取扱い（死亡確認）	保健サービス
情報センターの運営	警察
友人／親類への対応	警察 社会福祉サービス 地域の行政当局 保健サービス
避難および一時避難場所の提供	警察 地域の行政当局
社会的支援	社会福祉サービス 地域の行政当局

■ 一般原則 ■

　通常、緊急対応計画策定ガイダンスでは計画を策定する際に「オールハザード」アプローチがすべての関係機関によって採用されることが求められる。これは、たとえば、外傷を伴う事故で、負傷者が 200 人未満でおさまり、インフラストラクチャーに被害が及んでいない大事故災害という想定は好ましくない、ということを意味する。計画策定のアプローチは、さまざまな原因による大事故災害、集団災害および激甚災害といった規模を考慮したものでなければならない（Box 6.2）。

Box 6.2　計画策定のアプローチ

大事故災害　　個々の病院が長年かけて確立した、最新の大事故災害対応計画に沿って災害に対処する。傷病者数：数十人。

集団災害　　　主要保健施設の閉鎖または避難を伴う、もしくは何日間も混乱が続く可能性がある大規模災害。近隣の企業合同体による共同の相互援助対応が必要とされる。傷病者数：数百人。

激甚災害　　　保健・ソーシャルケア、その他の支援機能（例、水道、電気、交通機関）が深刻な打撃を受けるほど大規模な災害。要求される対応が集結させた地域能力を凌駕している。傷病者数：数千人。

　また、計画には、広範囲熱傷などの多数の特殊な外傷のタイプ、小児などの特定の人口グループへの対応に関する取り決めも盛り込まなければならない。さらに、長期化（場合によっては、現場での傷病者のケアに数時間あるいは数日間も要する）に向けた戦略を徹底的に検討する必要がある。

　計画策定は他の関係機関と連携して行われなければならない。一致団結した効果的な対応を成功に導くためには、多機関アプローチ（multi-agency approach）が不可欠である。地域内の民間非営利部門と（場合によっては）民間営利部門の両者がその過程に十分に関与する必要がある。

■ 体系化されたアプローチの対応への導入 ■

● 指揮と統制

保健サービスの指揮系統と階層は、災害現場におけるすべての緊急サービスと相互に関連している必要がある。作戦（ブロンズ）、戦術（シルバー）および戦略（ゴールド）という標準的で合意を得た階層が、保健サービスによって災害現場と病院との両者で広く用いられている。保健サービスの計画は、階層ごとの役割および要求とともに、地元、地域および全国規模で遵守すべき、指揮報告系統を盛り込むことがきわめて重要である。

● 安　全

リスク評価およびリスク管理はあらゆる最新のガイダンスによって奨励されており、各地域の計画策定の基礎となるべきものである。地域ごとの重大なリスク（空港、競技場など）を必ず評価し、そのマネジメントに関して複数機関において計画を策定する。災害別の対応計画は、スタッフのトレーニングの必要性とともに明確な予防および手順をはっきりと示している必要がある。

● 情報伝達

標準化された警報メッセージがすべての計画に盛り込まれ、どんな混乱でも避けられるように使用されなければならない。計画は、これらのメッセージが何であるか、メッセージを受け取ったときにどのような対応が必要か、さらにはスタッフがそれらのメッセージやメッセージの意味や意図するところを理解しているということを明確に示していなければならない。

計画の情報伝達に関するセクションには、警察被災者局との連携や情報提供に関する取り決めも盛り込まなければならない。メディアの影響を過小評価せずに、メディアマネジメントが計画の情報伝達に関する特別な下部組織として含まれていなければならない。

● 評　価

現場評価が行われたときに、上位の担当官／スタッフにとって必要な情報の量および種類について詳述されていなければならない。保健サービスの指揮官は、HANE報告法（14章）を用いて明らかになったすべての保健関連事項を早期に警告しなければならない。

● トリアージ

大事故災害現場で用いられるトリアージのアルゴリズムは、平時の保健サービスの救急処置で用いられるものとは異なる。計画はどのアルゴリズムが用いられるべきであるかを指定し、できれば、整合性と正確性を確実なものにするために有効で広く受け入れられたシステムが用いられることが重要である。スタッフはスキル維持を確かなものにするために普段からトレーニングすべきである。ただし、標準的なトリアージラベルシステムを使用しないアルゴリズムについては、備忘用メモの使用を奨励する。

● 治　療

大事故災害対応計画では、標準的な医療処置は可能な限り普段の診療で用いられる処置を反映した治療であることを前提としている。多数傷病者の救急医療に特有な資器材もあるが、現場に供給される医療資器材は普段用いられているものと同じであるべきである。スタッフに対するトレーニングには、どんな装備が現場に供給されうるか、どのようにして補給要請をするか、そして安全かつ適切な初期蘇生と現場からの搬送を確実に行うために供給されるべき医療の範囲がわかるということが盛り込まれていなければならない。

● 搬　送

現場から受入病院への傷病者搬送と現場への保健スタッフの輸送に関する規定を明文化しなければならない。

■ 回　　復 ■

　計画は災害の初動段階のみを扱うものではない。回復期については対応の早い段階で考慮しなければならず、スタッフが適切な事業継続調整（BCA：business continuity arrangement）を確実に開始できるように、わかりやすく記述されている必要がある。

　その目的は、通常のサービス提供ができるだけ早期に再開されることである。すなわち、確実に、スタッフが必要な支援、休息および回復期間を得ることができ、装備と資器材が迅速に補給されるということである。保健サービス組織は、災害が重大かつ核となるサービスに及ぼす影響を考慮に入れ、それに応じた中長期の人員配置、資源および財政的なニーズに対する計画を策定する必要がある。

■ まとめ ■

- 調整のとれた効果的な対応のためには、大事故災害対応計画の策定に対する多機関による「オールハザード」アプローチが不可欠である。
- 計画の効力は、要員が適切な訓練を受け、必要な資器材が供給されたときにはじめて発揮される。
- 計画は回復期についても言及する。

7章　個人装備

本章を読んだあとに、次の質問に答えられるようになる。
- プレホスピタルケアを安全に行うために最低限必要な服装とは？
- 快適性と作業効率の向上のためには服装および個人装備にどのようなアイテムを追加するとよいか？

■ 防護服の最低条件 ■

プレホスピタルケアの服装で最も考慮すべきことは以下の3点である。
- 自己の安全
- 機能性と耐久性
- 快適性

● 自己の安全

　救助者自身の安全は最優先されなければならない。現場に出場する救急隊員または医療従事者は適切な個人防護服を着用する必要がある。手術衣の医師やユニフォーム姿の看護師は自分自身にとっても他人にとっても足手まといである。不適切な服装をしている者は現場に入るのを拒否されるべきである。このことは、場合によっては本来ならば有用な人材を追い払うことを意味するため、妥協が必要となる場合もあるかもしれない。救急サービスの資器材搬送車に搭載された防護服が供給される場合は、適切な衣服の支給が可能である。そうでなければ、このようなスタッフは全身防護装備を必要としない救護所内なら安全に業務ができるかもしれない。

> **キーポイント**
> 不適切な服装をしている者の現場への立ち入りは拒否されるべきである

　現場におけるすべての保健サービス要員の安全に対する責任は救急安全担当官に委ねられる。医療チームは通常、救急車駐車場に到着するため、救急車駐車場が個人防護装備を点検する場所として適切である。
　個人の安全とは予測可能なハザードに対する保護対策を意味する。ハザードとその対応策を表7.1に示す。

表 7.1　予測可能なハザードと防護服による解決策

ハザード	防護服による解決策
緊急車両	視認性に優れたジャケットまたはベスト
悪天候（雨、風、雪）	防水・断熱加工された全身防護服
頭部の外傷	3点あご紐付きヘルメット
眼の外傷	保護メガネまたはゴーグル、バイザー
顔面部の外傷	バイザー
騒音	イヤーマフ
手の外傷	頑丈な手袋（瓦礫撤去用手袋）
血液・体液への曝露	標準予防策（スタンダード・プリコーション）および装備
足の外傷	つま先が保護され、油や酸に強い頑丈なブーツ（安全靴）

● **機能性と耐久性**

視認性

　視認性に優れた反射材を使ったジャケットまたはベストを着用すべきである。救急サービスの場合は、国際的な識別方針で推奨されている緑と黄色の配色が一般的である。

> この項の重要事項：緊急サービスの服装に使用される色の組み合わせ

識　別

　医療スタッフの場合は、ジャケットまたはベストの前面および背面に「Doctor（医師）」または「Nurse（看護師）」と明確に表示する。救急隊員には「Ambulance（救急隊）」または「Paramedic（救命士）」と表示する。

　保健サービスの指揮官は各々が識別されなければならない。救急指揮官は「Ambulance Commander（救急指揮官）」（またはその地域で用いられている用語）と明記された緑と白のチェックのベストを着用する。医療指揮官は「Medical Commander（医療指揮官）」（またはその地域で用いられている用語）と明記されたベストを着用する。保健サービスの役割名の表示の配色はすべて白地に緑とする。

　その他の重要な役割名についても、遠くから識別可能なようにベストに役割名を明記することが有用である。

> この項の重要事項：国・地域ごとの服装要件

> キーポイント
> 緊急サービス要員間の混乱を避け、遠くからでも識別できるようにするためには、服装の標準化が重要である

保温性および防水性

寒冷な天候では、暖かい下着類が重要である。このことは、病院から派遣され、日常の診療服の上にジャケットとオーバーパンツを着用していると思われる医療スタッフにとっては特に問題である。暑い天候時には、視認性と暑さによるストレスに対する防御とのバランスが必要であり、柔軟性が要求されるとともに、防護服の重ね着が可能でなければならない。

> **キーポイント**
> 高温気候下では、快適性のために防護の程度を犠牲にしなければならない場合もある

外傷に対する予防

安全帽（ヘルメット）の着用が必須である。ヘルメットは脱げやすいため、あご紐（3点式）で固定するものが望ましい。ヘルメットは高規格水準のもの（例、ケブラー®素材）とする。懐中電灯をヘルメットに取り付けることができれば、両手を自由に使えるようになる。ヘルメットと文字の色をそれぞれ指定することもできる。

> **この項の重要事項：ヘルメットのマークと色**

顔面を保護するためのバイザーが必要であり、それがぴったりとフィットしない場合には、別途ゴーグルや安全メガネを着用して目の保護に努めなければならない。イヤーマフは騒音から耳を保護するために必要である。ヘルメットに装着したり、別途携帯することができる。頑丈な手袋（ガラスや鋭い金属片から保護するため）と医療用手袋（血液から保護するため）の両者が必要である。頑丈でつま先部分が金属で補強されており、よく足にあった靴が必要である。また、ブーツは耐油性および耐酸性のものでなければならない。ウェリントンブーツ（ゴム長靴）はプレホスピタルケア用として病院に常備されていることが多いが、大事故災害現場の要求に応えるためには高性能のものでなければならず、不整地を歩くのには適さないことがある。

耐薬品性

化学物質の存在する環境では、保健サービス従事者を保護できなければならない。このためには、必須の個人防護装備を使用するトレーニングが別途必要となり、そのような装備としては化学フィルター付き防毒マスクが必ず含まれる。特殊な災害については、18章で詳細に取り上げる。

装備の携行

必須携行品を収納するのに十分なポケットが衣服に付いていることが望ましい。

耐久性

防護服のなかには膝と肘の部分が補強されたものもある。これは床の上で作業するときに有用である。布地は、現場の突起物の危険に対し耐久性に優れたものでなければならない。高温環境下では耐久性と快適性との間で妥協が必要な場合もある。

難燃性

保健サービス向けのすべての防護服には、難燃性に関する基本水準が設定されるべきである。

● 快適性

衣服の支給が個人ベースで行われない場合は、各種サイズの個人防護装備が用意されていなければならない。待機要員は出動前の訓練で防護服の試着を行うべきであり、そうすることにより自分に合ったサイズのものを素早くみつけることができる。

■ 追加アイテム ■

携行する個人装備の追加アイテムを以下に挙げる。

● 身分証明書

身元を確認することができない場合には立ち入りを拒否されることがあるため、身分証明書は単独で現場に向かうすべての要員に不可欠である。標識のついた緊急車両で現着する要員には必ずしも必須ではないが、携行するほうが望ましい。

● 携 帯 電 話

大事故災害現場での携帯電話の使用は避けられず、状況によっては、指揮官にとって無線よりも重要な場合がある（13 章）。予備の電池があると役立つ。

● メモ帳

活動および事象の記録（ログ）作成が不可欠である。要請された支援が実行されたことを確認するときに役立つだけでなく、避けられない公式調査では判断の正当性を示すために必要性が増す。いかなるメモもすべて保存しておかなければならない。

● ボイスレコーダー

なかにはメモ帳よりもボイスレコーダーを好む者もいる。これはより迅速に記録可能な一方で、録音内容の参照が難しく、騒音が書き起こしの妨げとなる場合がある。

● 備忘用メモ・アクションカード

保健サービスで重要な役割を担うすべての人員に対し、それぞれの責任が記載されたアクションカードを配布する。市販の防水加工された大事故災害備忘用メモを利用できる。

● カメラ

証拠または情報伝達の目的で写真を撮影する前に同意を得る法的義務はなく、撮影されたいかなる写真も調査および訴訟手続きに利用できなければならない。その後のマネジメントに有用であると思われる場合（病院職員が受傷機転や重症度を評価するのに役立つと思われる場合）には、病院に搬送される患者に写真を添付することもできる。

● 懐 中 電 灯

ヘルメットに装着できる懐中電灯が望ましい。

● 警 笛

警笛は通常、即時退避を要する脅威が高まっていることを示すために消防により用いられる。そのため、通常、他の職員による警笛の使用を避ける。

● 現金およびクレジット／デビットカード

現場で飲食代金が活動中のスタッフに請求されることはまずないが、医師および看護師が個々の患者の搬送に付き添った際、そのまま遠方の病院に取り残される可能性がある。大事故災害時であっても、自分で費用を負担することが必要な場合もある。

● 災害マネジメントセット

市販の災害マネジメントセットが民間人および軍関係者により用いられている。多くの場合、特別に設計されたリュックサックに次のような物品が入っている。

- トリアージラベル一組、ふるい分けトリアージのアルゴリズム（15章）とトリアージされた患者の集計表付き
- 現場用見取図板や死傷者数表示板
- 大事故災害備忘用メモ
- カメラ
- ボイスレコーダー
- 懐中電灯とケミカルライト
- 重要な役割（医療指揮官または救急指揮官、トリアージ担当官）用のベスト
- 1人分の携行食と水筒
- 現地の地図

● コンピューター

オンラインで遠隔地からの助言を可能にするコンピューターを利用した管理支援システムが開発されている。今後、これらの技術水準がますます発展するであろう。

■ まとめ ■

- すべての保健サービスのスタッフが服装に関する最低必要条件を遵守しなければならない。
- 保健サービスの指揮官（またはその代理人）は不適切な服装をしている要員の現場への立ち入りを拒否しなければならない。
- 識別を助け、混乱を防ぐために、服装の色は各国の標準規格および慣例に準拠したものでなければならない。
- 服装は機能的で耐久性および快適性に優れたものでなければならないが、予測可能なハザードからの保護を行うことを第一に考える。
- 基本装備は、追加の個人装備によって充実可能である。

8章　医療装備（医療資器材）

本章を読んだあとに、次の質問に答えられるようになる。
- なぜ、追加の医療資器材が必要となるのか？
- トリアージ、応急処置または二次救命処置に必要な資器材とは？
- 医療チームによる専門的医療技術に必要な資器材とは？
- 搬送のためのパッケージングに必要な資器材とは？
- 資器材の最も良い収納方法とは？
- 現場への医療資器材の補給方法とは？
- 救急資器材担当官の役割とは？

はじめに

　大事故災害医療のあらゆる局面と同様に、医療資器材の供給についても前もって計画が必要である。装備に関する要件は、主に 2 つの理由から通常のプレホスピタルケアとは異なる。まず、傷病者数が通常の状況下よりもはるかに多くなる。次に、傷病者が病院に到着するまでの経過時間（結果として、処置をするのに現地で費やされる時間）が著しく長くなる可能性がある。これは傷病者が閉じ込められた状態にあることだけが理由ではなく、傷病者数が搬送能力を超えるということも理由である。大事故災害時に配置される救急車はすべての傷病者を処置するのに十分な資器材を積載しておらず、したがって、救急サービスや現着した医療チームにより追加の供給が行われなければならない。

> **キーポイント**
> 追加の資器材が救急サービスおよび個々の医療チームの両者によって供給されなければならない

　大事故災害支援資器材は、対応可能な医療介入レベルに合ったものでなければならない。
　現場における医療介入は次の 5 つの段階に分けられる。
1. トリアージ
2. 一次救命処置
3. 二次救命処置
4. 専門家による医療支援
5. 搬送のためのパッケージング

■ 医療介入のレベル ■

● トリアージ

　トリアージが適正に行われるためには、トリアージシステムの導入とトリアージが実施されたことを示すためのラベリングシステムの両者が必要である。トリアージカードは簡便かつ確実に患者に取り付けられ、優先順位に応じた標示と色分けがされなければならない。また、耐久性および耐候性に優れた材質で、かつ書き込みが可能であり、再分類が迅速かつ明確に行えるものでなければならない。この仕様に最適なのが折りたたみ式（十字型）のトリアージカードである。遅滞なくトリアージを始めるために、すべての救急車にトリアージカードを積載する。トリアージについては 15 章で詳しく述べる。

> **キーポイント**
> トリアージカードは救急車ごとに必要である

　小児に対して適切なトリアージが行われるようにするためには、特別な装備が必要となることがある。

● 一次救命処置

　一次救命処置に用いられる資器材の種類は、救急サービスが日常的に使用しているものとほぼ同じである。大事故災害での大きな違いは、必要とされる数量である。気道、呼吸または循環（ABC）に関わるような生命を脅かす状態へ迅速に介入できるための資器材が必要である。一次救命処置用資器材に関する要件を表 8.1 に示す。

表 8.1　一次救命処置を支援するための資器材

救命処置	資器材
大量出血のコントロール	ガーゼ、止血帯
気道内異物除去	手動式吸引器
気道確保	口咽頭エアウェイ
	鼻咽頭エアウェイ
換気補助	フェイスシールド
	ポケットマスク
	バッグ・バルブ・マスク
開放性気胸の被覆	チェストシール
圧迫止血	吸水性圧迫ガーゼ

注：バッグ・バルブ・マスク：原文は bag and mask
注：チェストシール：原文は Asherman chest seal

　応急処置の段階で換気補助のための資器材を供給すべきかどうかについては議論の余地がある。大事故災害では傷病者が気道確保後に呼吸が無ければ、その患者はふるい分けトリアージにより「死亡」に分類される。ただし、より積極的なアプローチが適切な状況が生じることもある。判断が要求される。

> **キーポイント**
> 応急処置では、気道、呼吸また循環に関わるような生命を脅かす状態に対応するための簡易資器材が必要となる

● 二次救命処置

　二次救命処置は主に救護所で行われるが、身動きのとれない要救助者の場合には現場で何らかの医療介入が必要となる。救護所に必要な資器材は、主たる目的がABCの安定化なので、救急医療に従事する者なら十分に精通している。このエリアへの供給および補給を調整するにはさまざまな方法がある。

　その一つの方法は必要物品を患者単位で準備し、患者ごとにABC管理のための資器材を一式そろえておくことである。この方式では、初期治療ボックスまたはリュックサックが個々の患者のそばに置かれ、したがって、緊急に必要な場合に資器材が手元に用意されている。このシステムはある程度の過剰供給を招くが、中央保管場所から資器材を探すときに起こりうる混乱を避けることができる。傷病者が現場から離れたら、資器材搬送車に資器材セットを返却して補充することができるため、補給が簡単である。

　別の方法としては、中央部でディスポ品以外の物品（自己膨張式バッグや喉頭鏡など）を管理し、1人用または多人数用パックのディスポ品（ガーゼ、エアウェイ、留置針および輸液など）を収納したボックスまたはリュックサックを支給する方法がある。これにより、個々の傷病者のもとへ高額な器具類が供給されるという問題を回避できる。ディスポ品セットの補給は中央倉庫から行われる。

　このほかにも二次救命処置で必要となる資器材を表8.2に示す。また、一次救命処置のリストに記載されているすべての処置は二次救命処置レベルでも提供可能なものである。

　前述のとおり、呼吸を補助するための資器材は不要とされるかもしれないが、携行されることが多い。その根底には、1人の患者の継続的な換気補助のために限られた資源を使用することが大多数にとっては最大の利益とは限らないというジレンマがある。

　現場で心停止を治療することは適切ではなく、心停止患者には死亡のラベルを付けるべきである。救護所で心停止が発生した場合には、除細動をはじめとする治療アルゴリズムに従うのが妥当であるが、その時点での救護所に対する患者の負荷が、蘇生をどこまで行うかを左右するものと考えられる。

表8.2　二次救命処置を支援するための追加資器材

処置	資器材
気道確保	ラリンジアルマスクエアウェイ（LMA） 気管チューブ（1人分または複数分）
酸素投与	自発呼吸のある患者では酸素ボンベとリザーバー付き酸素マスク
呼吸管理	バッグ・バルブ・マスクセット
緊張性気胸の脱気	胸腔穿刺針
出血コントロール用の副子固定	牽引副子
脊椎固定	半硬性頸椎カラー バックボード
補液	静脈留置針と輸液 骨髄内輸液針
疼痛緩和	副木 Entonox（笑気と酸素の混合ガス） 鎮痛薬 熱傷用ドレッシング材（例、ラップ）

脊椎固定はハイリスク患者に限定されるべきである。数百人もの患者が同じメカニズム（例、高エネルギーの列車事故）で受傷した場合に、受傷機転のみを理由に予防のための固定を行うことは不適切である。脊椎固定用資器材は通常、患者を病院に搬送する個々の救急車またはヘリコプターに積載されている。

また、大事故災害で被災した小児を処置するための資器材も供給されなければならない。小児用トリアージテープとともに体重別に色分けされた資器材パックがあれば、その子供に適したサイズの物品を迅速に選択できるであろう。

先端の鋭利なものを診療に用いるときには、安全な廃棄を行うための装備が利用可能でなければならない。

この項の重要事項：救命士の処置拡大に伴い必要な資器材

● 専門家による医療支援

医療チームは通常救命士が行わない高度な処置に必要な資器材を供給しなければならない。このような資器材は救急サービスにより搬入されるものと重複するものではなく、補足するものでなければならない。さらに、医療チームの資器材は救急サービスにより供給されるものと互換性を有することが重要である。

キーポイント
医療チームの資器材は救急サービスで使用される資器材と互換性のあるものにする
重複するのではなく補足するものであり、チームの幅広いスキルに合わせなければならない

医療チームは通常、各自の資器材を携行して現場へ向かうが、救急サービスの資器材搬送車にこれを保管するための段取りをつけることもできる。どの医療チームも、現場救護の最初の1時間で必要となる可能性がある処置を引き継ぐための準備をしておかなければならない。特に重要な物品として、十分な量の非経口鎮痛薬、処置時または要救助者を救出する際の鎮静薬、神経ブロックに用いる局所麻酔薬を持参する必要がある。大事故災害医療チーム用の資器材ケースの中身は通常のプレホスピタルケアで使用されるものと明確に区別できるようにする。これは適当なマークを書き入れたり、違う色のケースを用いることによって実現可能である。概して、各人が資器材の構成および内容に精通していれば、危機に際して効果的に対応しやすくなるので、（日常のプレホスピタルケアと災害時）両方で使用できる共通のシステムがあるとさらによいと思われる。

専門家による医療支援に必要な**その他**の資器材を表 8.3 に示す。また、「一次救命処置」および「二次救命処置」のリストに記載されているすべての処置は専門医療レベルでも提供可能なものである。

表 8.3　医療チームを支援するための追加資器材

処置	資器材
気道確保	輪状甲状靱帯切開セット
換気補助	自動式人工呼吸器 胸腔ドレナージセットとドレナージバッグ
心疾患治療	12 誘導心電図 体外ペーシング
補液	急速輸液機器/加圧輸液ポンプ 成人用/小児用骨髄内輸液装置
四肢切断/関節離断	四肢切断セット
高度処置用薬剤	薬剤投与下（Drug-assisted）挿管および麻酔維持 局所麻酔 静注の鎮痛薬 静注または筋注の鎮静薬 緊急薬品 蘇生薬品

　地域によっては、大事故災害時の医療の責任は、ボランティアの救急初療医が負うことがある。このような初療医は通常、比較的少人数の傷病者を処置するための資器材を携行しているにすぎない。そうした状況では、ボランティアの救急初療医と地元の病院や救急サービスとの間に、病院の医療チームが使用するような資器材の供給に関する取り決めが必要である。

● **搬送のためのパッケージング**

　患者が現場から病院に向かう前に搬送のためのパッケージングを行う必要があり、そのための追加の資器材が必要となる。表 8.4 に例を挙げる。

表 8.4　搬送のためのパッケージングを支援するための追加資器材

処置	資器材
静脈留置針の固定	副子
大腿骨骨折部の固定	牽引副子
脊椎の固定	陰圧式マット

　強固な脊椎固定が必要とされ、特に臨床的脊椎損傷により病院搬送までに時間がかかる場合には、バックボードよりも陰圧式マットを用いて患者を固定するほうが望ましい。これにより褥創の発生頻度を減少させることができる。

■ 資器材を収容するケース ■

医療資器材を携行するにあたり、さまざまな種類のケースが考えられる。デザインを選択する際の重要な要素は、

- 平坦でない地形を長距離にわたって楽に運搬できるもの（これにはリュックサックが適しており、両手が自由になるので移動がしやすい）。
- 中身を取り出しやすいもの（上から出し入れするタイプは底にある資器材を利用するのに最初にその他すべての装備品を取り出す必要があり、良い解決法とはいえない。一方で、前面が透明で複数のポケット／ポーチが付いているリュックサックが普及している）。
- 中身が安定するもの（ケースを落とした場合に中身が飛び出さないもの）。
- 視認性に優れたもの（下に置いた場合に再び見つけやすいもの）。

> **キーポイント**
> ケースは携行しやすく、中身がよく見えて、取り出しやすく、しっかりと固定できるものが望ましい

すべての医療チームの資器材は、物品が揃っており、いずれも使える状態にあり、使用期限内であることを確認するために、定期的にチェックされなければならない。それらは、24時間すぐに取り出せるように管理区域に保管されなければならない。

> **キーポイント**
> 医療チームの携行資器材は定期的に点検し、必要な物品を補充しておかなければならない

待機要員は資器材とその保管方法を熟知しておく責任がある。資器材を使用するスタッフが定期的にチェックしたり、訓練で普段から使うことにより精通度が高まる。

大事故災害では多数の異なる組織が資器材を共有することがよくあるため、資器材セットを標準化することが望ましい。

> **キーポイント**
> 資器材の標準化により、救助者間の相互運用が可能となり、補給が簡単になる

最良の方法は、標準化され広く受け入れられているタイプの装備バッグを準備することである。すべての要員がこれを使用することができ、物品が不足すれば、すべての資器材が詰まったバッグが供給される。理想的には、大事故災害用装備セットが国内で標準化されていることが望ましい。

大事故災害で実際に供給される装備資器材は、以下に応じて地域レベルで合意を得ておく必要がある。

- 提供される医療技術に関して前もって現場に出動する医療者が取り決めた処置内容
- 現場の保健サービスの想定する臨床能力

■ 資器材の補給 ■

● 救急サービスによる補給

個々の救急サービスは大事故災害現場へ追加資器材を迅速に配置するための計画を策定しなければならない。なお、このためにほとんどの救急サービスが1台または複数台の資器材搬送車（緊急／災害支援隊）を所有している。その正確な台数や配置はさまざまであるが、イギリスでは多くのサービスが20分以内に現場に資器材搬送車を配備することを目標としている。

救急サービスによっては、トレーラーを利用しているところもあれば、特別に設計された車両を使用しているところもある。いずれが最適であるかは、その地域の状況によって異なる。デザインはどうあれ、その車両に中央資器材供給所としての明確な表示がされていることが重要である。

このような車両で運搬される資器材により、トリアージ、一次救命処置および二次救命処置関連の補給が行われる。使用可能な資器材の正確な数量は、発生した災害と配備された車両数によって決まる。災害が長期化する場合には、資器材搬送車への物品補充または車両の交替を行うことにより、現場に追加の補給品が搬入されるための体制整備が必要である。

資器材搬送車はディスポの医療物品の補給のほかにも、次のようなものを積載することがある。
- 天候に応じた暖房装置付きのポータブル型テント
- 発電機付きのポータブル照明装置
- 標識板（救護所、救急車駐車場、救急車収容点など）
- 折り畳み式ストレッチャー
- 毛布
- 複数の供給口をもつ酸素補給設備

場合によっては、予期せぬ臨床手技が必要となることがある。この場合は、医療指揮官が地元の病院と連絡をとり、資器材または医薬品の供給を手配する必要がある。理想的には、適切な物品が適切な人へタイミングよく確実に供給されるために、あらかじめ示し合わせた手順が実施されることが望ましい。

医療チームが交代するときには、追加の専門医療資器材が現場に搬入される。リュックサックはどれもよく似ていることがあるため、病院または組織の名称で明確に識別表示する。これにより、災害後にすべての資器材セットが正しい部署に確実に返却される。

● 血 液

現場では、血液は特別な状況でのみ必要とされる。医療指揮官が地元の血液センターに連絡をとる。献血設備が必要な場合は、一般に通常の献血センターが設営されることになる。

● 国家備蓄からの供給

多くの国では、大事故災害または多数傷病者発生事案での使用に備えて、装備の備蓄が戦略的に配置され維持管理されている。救急指令センターへの要請後にこの資器材を迅速に現地に分配することができることを計画に盛り込む。

この資器材には次のようなものがある。
- 蘇生のABC用資器材と大量の創傷・熱傷被覆材
- 化学除染後の患者に適宜必要な物品（紙製の上下衣服、スペースブランケット（アルミ製薄手毛布））
- 特殊な化学剤、生物剤、神経剤および毒物に対する解毒剤、治療薬およびワクチン

また、他の地域および組織からの相互援助による資源の補充が行われることもある。

■ 装備担当官 ■

現場に複数の資器材搬送車が配備される場合は、救急隊員1名を救急装備担当官として任命することが重要である。医療チームはこの担当官に補給品や余分な専門資器材を預けておくことができる。

> **キーポイント**
> 救急装備担当官を任命し、適正な備品の使用を徹底する

救急装備担当官は、備品を適切にかつ管理された状態で確実に供給させなければならない。効果的に現場をマネジメントしようとすれば、ある特定の物品（救急指揮官のベストなど）を厳重に管理する必要がある。その他の品目（医薬品など）は適切な資格を有し、訓練を受けたスタッフにのみ支給する。複数台の資器材搬送車が現場に配備される場合は、一度に一台ずつ利用するようにする。これにより、車両が空になり次第、在庫補充のために別の車両を派遣することができるため、補給が円滑化される。

　救急装備担当官の最も困難な任務は、確実に装備が供給されるように調整することである。1人の患者のために同じ資器材が何度も要請されることは浪費につながる。もしくは、資器材が途中で流用されるかもしれない。

■ まとめ ■

- 大事故災害時の対応には追加の資器材が必要である。
- この資器材はトリアージ、一次救命処置、二次救命処置および搬送のためのパッケージングに必要とされる。
- 救急サービスは通常、現場で資器材搬送車を提供するとともに、資器材の配分および補給を調整する救急装備担当官を任命する。
- 医療チームは、高度な処置に対応するためには現場へ専門資器材を自分たちで搬入する。
- 大事故災害発生時の使用に備えて保管される資器材は、定期的な保守点検を行うとともに、待機要員が訓練シナリオに沿って使用しておくことが望ましい。
- 資器材の補給は救急サービスによって行われることもあれば、病院または所定の国家備蓄をから行われることもある。

9章 トレーニング

本章を読んだあとに、次の質問に答えられるようになる。
- 保健緊急対応計画の策定における MIMMS 教育の位置付けとは？
- 大事故災害教育支援に用いられる演習の範囲とは？

はじめに

誰も未経験で異なった状況や環境で活躍することはできない。しかしながら、大事故災害は（幸いにも）めったに起こらない。在職中に一度や二度以上災害に巻き込まれた保健従事者もほとんどいない。そのような状況で、トレーニングはきわめて重要となる。どのような分野でも同じように、しっかりとした基礎の上に優れたパフォーマンスが構築されなければならない。Major Incident Medical Management and Support（MIMMS）のアプローチにより、これを実現する。

■ 教 育 ■

MIMMS の原則は大事故災害教育の土台となる基本的要素である（図 9.1）。この基本理念は、実技訓練、机上演習および傷病者を置かない実地演習（PEWCs）、傷病者を用いる単一機関による演習から最終的には複数機関による演習へと進むことにより強化される。

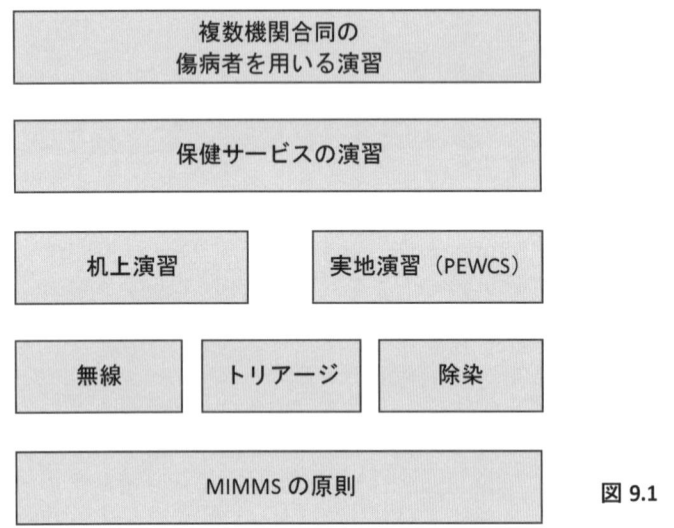

図 9.1 大事故災害教育の基本的要素

MIMMS は、救急指揮官および医療指揮官向けの体系化された教育システムを提供している。さらに、災害に派遣される可能性がある病院スタッフに、大事故災害現場におけるプレホスピタル環境に関する価値ある教育を提供することもできる。MIMMS アドバンストコース（3 日間）では、シルバーおよびブロンズ指揮官レベルでの特別な教育と評価を行っている。その上で、大事故災害対応計画の策定および実施における幅広い役割と手順に関する教育を認定基準とし、保健機関を対象とした教育用緊急事態計画管理プログラムに組み込むことが望ましい。

MIMMS コース単独の履修では、保健サービスの大事故災害トレーニングのすべての必要条件を満たすことはできない。各保健機関は専門職継続開発（continuing professional development : CPD）制度を整備するとともに、実際にこのような技能を応用し、向上させるために演習に参加するあらゆる機会を作らなければならない。

● 演 習

ほとんどの領域では、緊急サービスは法律上、緊急事態計画および手順を検証し、その妥当性を確認する義務がある。これは演習により行われる。

演習には 3 つのレベルがあり、次のとおりである。

- **レベル A の演習**：複数機関による大規模な**実動**演習。複数の機関からの比較的広範な参加と支援が必要であり、場合によっては各機関からの資金援助を要する。
- **レベル B の演習**：複数機関による大規模な**机上**演習。複数の機関からの比較的広範な参加と支援が必要である。
- **レベル C の演習**：レベル A または B の演習で注目されるかもしれない個別の問題を演習するために、地元レベルでの実動または机上演習が設定される。単一機関のニーズに応えるよう計画されることもあるが、別の機関または複数機関から一定の意見が必要になることもある。また、このレベルの演習では関係機関の連携もある程度必要とされることもある。

すべての演習参加者が内部組織におけるデブリーフィングを行い、すべての実践がうまくいった部分と改善の必要な部分とを特定し、記録することが重要である。さらに、各参加機関によって行われる多機関合同のデブリーフィングを開催し、同様のプロセスに従う必要がある。このような演習で習得した経験や教訓については、計画および手順にフィードバックし、今後の演習で再度検証する。

■ まとめ ■

- MIMMS の原則は大事故災害教育を支える骨格である。
- MIMMS の各コースは、保健従事者を対象としている。
- MIMMS の後の生涯教育も不可欠である。
- さまざまなレベルの大事故災害演習がある。
- 異なる種類の演習が多様な教育的ニーズに応える。
- 演習で得られた教訓を計画に盛り込まねばならない。

PART IV
現場の管理（マネジメント）

10章　指揮と統制

本章を読んだあとに、次の質問に答えられるようになる。
- 「指揮」と「統制」の定義とは？
- 災害時に全体の統制は誰がとるか？
- 災害時に設置される警戒線の目的とは？
- 災害時の指揮階層とは？

■ 目　的 ■

大事故災害の混沌とした現場に直面したときには、迅速に秩序を取り戻すことが重要である。秩序の回復には効果的な指揮と統制が必要である。

■ 定　義 ■

● 指　揮

指揮とは、各緊急・支援サービス機関内の縦の命令系統を意味する。**各機関とも 1 名の指揮官が配置される。**

● 統　制

統制とは、緊急・支援サービス各機関の横の権限系統を意味する。**災害時には 1 名の全体統制者が配置される。**

> **キーポイント**
> 指揮と統制は効果的な大事故災害マネジメントの要をなす

■ 現場の指揮 ■

災害現場の各サービス機関にそれぞれ 1 名の指揮官が配置され、周囲から指揮官であることが明確に判るように専用のベストを着用する。

現場で個々の緊急サービスを統括する担当官を「指揮官」と呼ぶ。各指揮官は前面および背面に「Police Incident Commander（警察災害指揮官）」などの役職を表示した特徴的な格子柄のベストを着用する（表 10.1）。

保健サービスの対応は救急指揮官および医療指揮官により指揮が執られる。この 2 名の指揮官は互いに緊密に連携するとともに、消防および警察の指揮官との連携も図る。このような指揮官の個々の役職名は国によって異なる。

救急指揮官および医療指揮官はそれぞれ異なる役割を果たすが、指揮チームとして業務を遂行しなければならない。一致協力すれば、活動が重複することなく、命令が矛盾することなく、煩雑な無線通信が最小限に抑えられるとともに、困難な意思決定の共有が図られる。意見が食い違えば、傷病者が不利益を被ることになる。

イギリスでは、歴史的にみて、救急指揮官と医療指揮官の地位や身分を比較することに抵抗があった。ただし、救急サービス側に法的責任があるため、保健サービスの対応の統制にあたるのは救急指揮官であるといえる。

表 10.1　災害指揮官(incident commander)の識別

役職	識別用ベスト
警察指揮官	青と白の格子柄
消防指揮官	赤と白の格子柄
救急指揮官	緑と白の格子柄
医療指揮官	緑と白の格子柄

> **この項の重要事項：災害指揮官の名称と識別**

前進指揮官は特定のセクタ／作戦エリアにおける資源の管理に関して災害指揮官に報告する義務がある。前進指揮官は前進作戦エリア／セクタで災害指揮官の「目と耳」として任務を遂行する。前進指揮官は指定されたセクタ／作戦エリアごとに配置される。

現場に先着した各サービス機関の車両が、当初は災害指揮本部として機能する。これらの車両はその役割を明確に示すため、青色灯を点滅させておく。それ以外のすべての車両は青色灯を消す。こうすることにより、後続部隊が報告を行う場所について混乱をきたさないことがこれまでの例からも明らかである。

各サービス機関は、追加の通信機器を搭載し、ブリーフィング用の設備も備えるような専用の災害指揮車を配備する。この車両が到着次第、先着車両から現場を引き継ぐ。

■ 現場の統制 ■

現場では1つのサービス機関が災害時の効果的な調整を図るための全体の責任を負う。このサービス機関は他の緊急サービス機関のまとめ役（ファシリテーター）としての認識をもち、関係機関相互の密接な意思疎通および連携を図る。

イギリスでは、警察がこの責務を負う。ただし、事故災害が「洋上」で発生した場合、その責任は海事沿岸警備隊にある。スウェーデンなど欧州のいくつかの国では、消防が全体の統制を行う。ほとんどの国では、火災、化学物質またはその他の危険（ハザード）が存在している場合、消防が災害現場の直近エリア（内側警戒線内のブロンズゾーン）の統制を行うが、全体的な統制は警察が引き続き行う。オーストラリアの過去の事例から、特定の種類の災害に最も適した機関に全体の権限を委任するという概念が生まれた。従来の人為的な大事故災害で、いわゆる「最前線で戦う」のは警察である。

洪水発生時には州緊急サービス局が統制にあたり、広範囲で山火事が発生した場合には消防がその役割を担う。

■ 警戒線 ■

大事故災害時の指揮と統制は調整・統合された多機関アプローチ（multi-agency approach）による。警察が通常、この協働対応の連携を図る。この連携機能の重要な点は、現場に出入りする緊急サービスの移動を支援することである。これを円滑に行うために警戒線が設置される。さらに、災害で役割が無い人々がときに危険なエリアに近づくことを、警戒線は防いでいる。

● 内側警戒線

内側警戒線はテープで表示されることもあるが、特定の危険や犯行現場が存在しない限り、必ずしも明確な表示が示されるわけではない。危険が存在する場合、警戒線をまたぐ進入は厳重に規制される。危険が拡大する場合に、確実な退避を可能にするためには、出入りする個々人に識別用タグを着用する。危険の種類によって、内側警戒線をまたぐ移動の規制は消防または警察の責任である。

● 外側警戒線

警察は災害に関連したすべてのサービス／機関が使用する区域への無許可の立入りを防ぐ目的で、外側警戒線の範囲と位置を決定する。

また、警察は、必要に応じてバリアテープ、標識およびバリケードを用いて警戒線を物理的に設置する責任を負う。警戒線の設置後は許可を受けた者のみの通行が認められる。外側警戒線を通過するすべての車両には明確な表示を施し、すべてのスタッフが身分証明書を携行する必要がある。医療関係者は表示のない車両で現場に出動することがあり、個人の身分を証明できなければ、現場へ近づくことができない場合がある。図10.1に警戒線を示す。

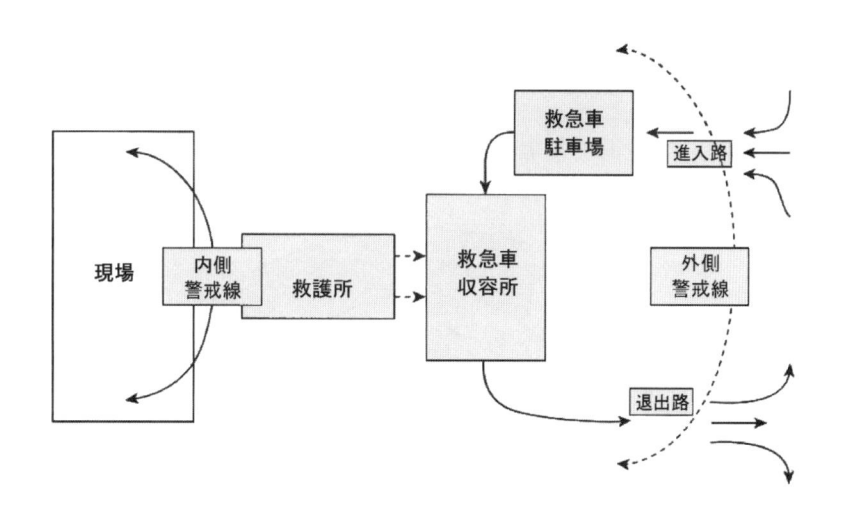

図 10.1：大事故災害時の警戒線

■ 指揮階層 ■

各緊急サービス／機関による効果的な統制を実現するためには、さまざまなレベルの指揮／マネジメントが必要である。このレベルは国内全域で合意されており、次のとおりである。

● 戦略（Strategic）指揮／ゴールドコマンド

「たいていの」大事故災害では、ゴールドコマンドがひとつのみ存在する。しかし、警察管区または国境を超える災害では、領域ごとに複数機関のゴールドコマンドが設定されるかもしれない。この場合、地域または国家間の調整を図る決定がなされることもある（時にプラチナと呼ばれる）。

戦略指揮官の目標は戦術指揮が機能するエリア内の方針の大枠を確立することであり、したがって、戦術指揮を支援し、災害が鎮静した後に正常な状態に戻すための計画を決定する。ゴールドエリアは現場の外側にある理論上の境界であり、現場を支援するための資源に関する決定を行う上位の指揮レベルを表す。

● 戦術（Tactical）指揮／シルバーコマンド

外側警戒線が災害指揮官の担当区域を取り囲むように設置される。ここがシルバーまたは戦術エリアである。災害指揮官は現場の全体的な指揮をとり、作戦指揮官(operational commanders)へ資源を配分し、対応全体の計画をたて調整を図り、必要に応じて追加資源の調達を行う。

各緊急サービスの指揮車は同じ場所に配置され、合同機関緊急指揮本部（Joint Services Emergency Control: JSEC）またはシルバーコマンドを形成する。従来の人為災害（例、列車事故または爆破テロ）では、シルバーエリアは一つのみである。広域にわたる治安の混乱または自然災害（例、大規模な建物崩壊を伴う地震）では、2つ以上の大事故災害が別々に発生することがあり、それぞれシルバーエリアとして扱われる。

● 作戦（Operational）指揮／ブロンズコマンド

ブロンズまたは作戦エリアは通常、災害現場に設置される。シルバーエリア内にはブロンズエリアまたは**セクタ**をいくつでも設置できる。各セクタが活動の中心となり、それぞれに前進指揮官が必要となる場合がある。図 10.2.に指揮階層を示す。

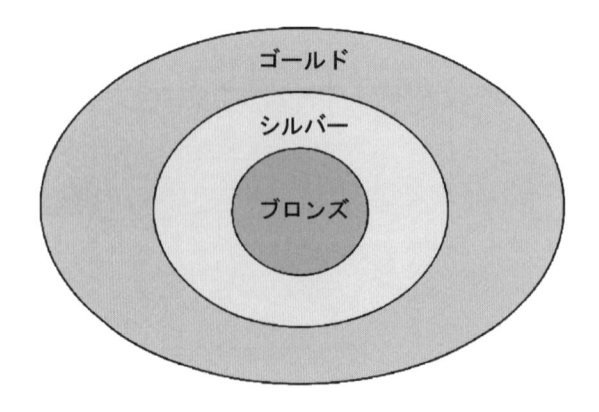

図 10.2：指揮階層

■ 指揮系統 ■

　各サービス機関は現場で縦の指揮系統をもつ。上級担当官が到着するたびに指揮官が交代するのはマネジメントの連続性が損なわれるため望ましくない。指揮の引き継ぎは代理の指揮官（救急サービスの場合は、現場に先着した車両の救急隊員）から、この役割を負うべく特別に派遣されたしかるべき階級の指揮官へ1回のみ行うのが理想的である。長期化する災害では、災害指揮官の健康はその他のレスポンダーの健康と同じくらい重要である。したがって、場合によってはシルバー指揮官の勤務当番表を作成する必要がある。そのときには、完全な権限委譲が行われ記録が残るよう注意しなければならない。

　図10.3に示すように、災害指揮官、すなわちシルバー指揮官同士が連携する必要がある。大事故災害および大事故災害演習において、シルバー指揮官同士のコミュニケーション不足が多くみられる。災害の効果的なマネジメントには良好な情報伝達が要求され、指揮官は定期的にミーティングを開くよう調整しなければならない。災害の初期段階では、20〜30分ごとに短時間の会議が必要になることがある。

> **キーポイント**
> 良好な指揮統制には縦横双方の良好な情報伝達が必要である

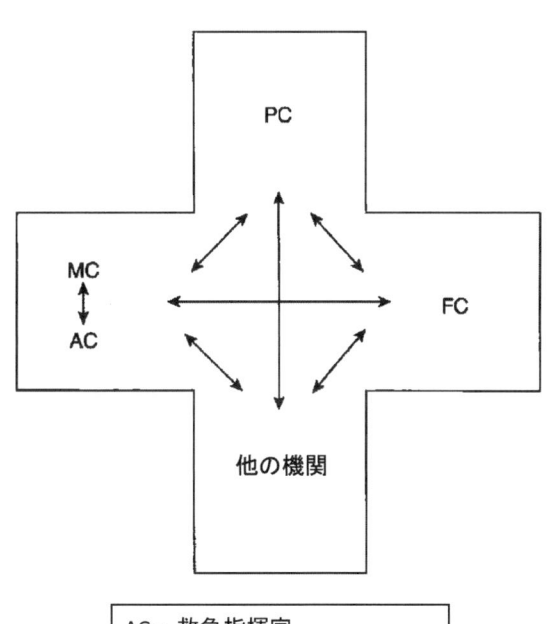

```
                    PC

           MC              FC
           AC

                  他の機関

           AC = 救急指揮官
           FC = 消防指揮官
           MC = 医療指揮官
           PC = 警察指揮官
```

図10.3：情報伝達の相互関係

各現場の指揮官は事態の進展状況の概要を常に把握するために場所を移動することがあるが、シルバー指揮所の指揮車付近で活動に専念する場合が多い。保健サービスの指揮官は管理責任者であり、救助作業や負傷者の治療に直接関与すべきではない。その役割は現場へ適切な資源を配分し、装備資器材の再供給や人員の再配置および傷病者の分散により確実に資源を維持することである。シルバーエリア指揮の構成を図10.4に示す。

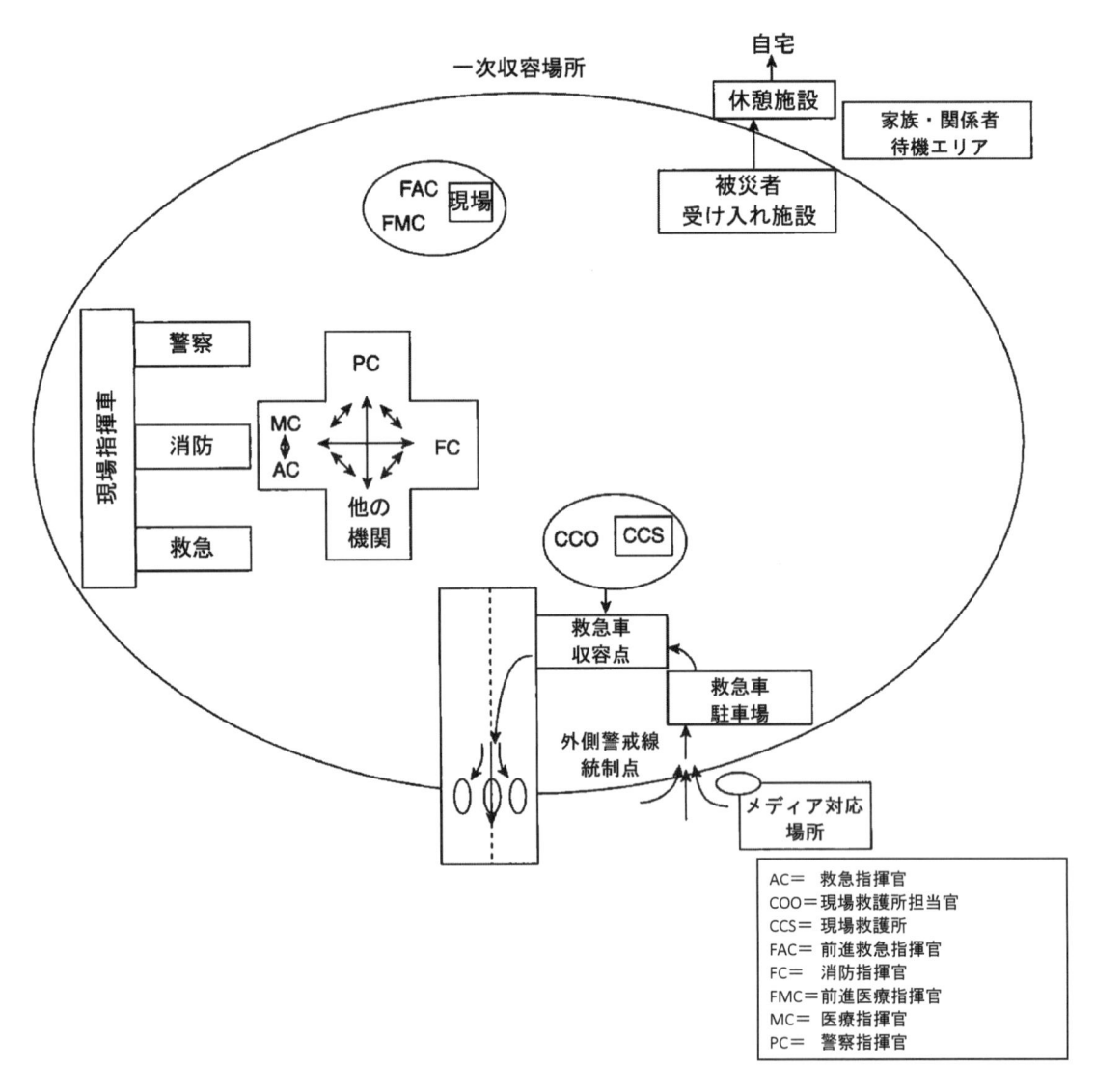

図10.4：シルバーエリア

ブロンズエリアの指揮の構成を図10.5に示す。

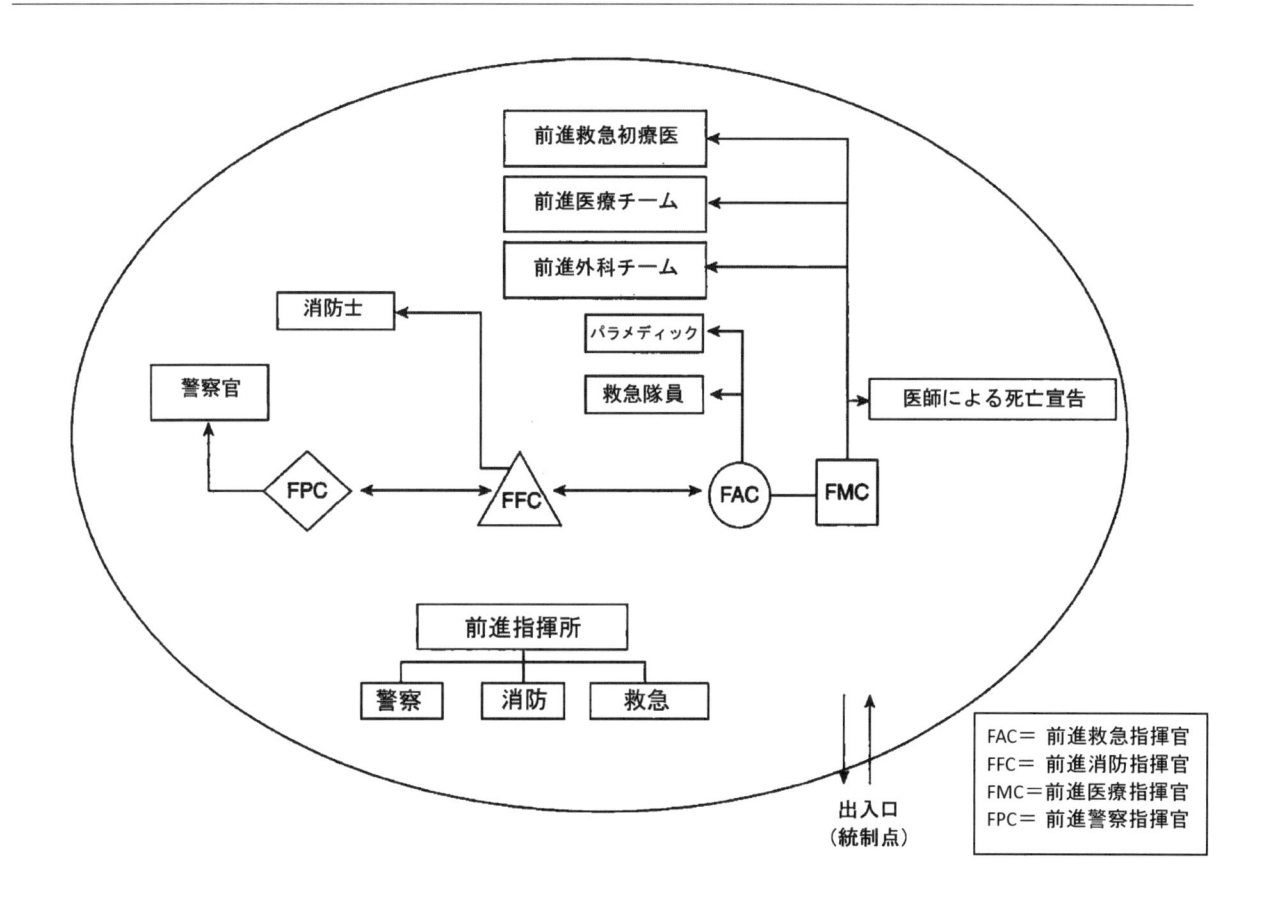

図 10.5：ブロンズエリア

　各緊急サービスは、災害指揮官から前進指揮官を経由して現場の個々の要員に至るまでの明確に規定された指揮系統を有する。支援要請はこの指揮系統を通じて行われなければならない。たとえば、消防士が身動きのとれない要救助者を発見した場合には、救急サービスの構成員（前進指揮官に報告を行う者）または前進消防指揮官に申し入れ、その場所での支援を要請する。正式な指揮系統を通じて要請を認可しなければ、指揮は完全に失われた状態となり、適切な対応が行われなかったり、対応が重複したりする可能性がある。

> **キーポイント**
> 現場での医療支援要請は指揮官を通じて申し入れなければならない
> 指揮を維持しようとするならば、秩序を守る必要がある

■ まとめ ■

- 現場の各緊急サービスは各1名の災害指揮官を配置する。
- 1つのサービス機関が災害現場のマネジメント全体の調整役として全体の責任を負う。
- 効果的な指揮統制には組織内・組織間両方の良好な情報伝達が必要である。
- 大事故災害に応じたブロンズ（作戦）、シルバー（戦術）およびゴールド（戦略）の3つの指揮階層がある。一つの災害においてブロンズエリアはいくつでも設置できる。
- 緊急サービスの指揮車は合同機関緊急指揮本部またはシルバー指揮本部を形成するために現場で隣接して配置される。
- 災害現場への支援要請は適切な指揮系統を通じて行われなければならない。

11章　保健サービスの現場レイアウト

本章を読んだあとに、次の質問に答えられるようになる。
- 災害現場において保健サービスの対応はどのような配置で行われるか？
- 救護所の設営場所選定に用いられる基準とは？
- 救急車駐車場および収容点はどのように運営するか？

はじめに

保健サービスが災害現場でどのように活動するのかを理解するためには、警戒線内におけるレイアウトを知ることが重要である。

■ 主要エリア ■

いかなる種類の災害であろうと、保健サービスが対応する上で、特定の主要エリアを設定することが必要となる。図 11.1 にこのような主要エリアの配置図を示す。

当然、災害はそれぞれ異なり、正確な位置と位置関係は変化する。いくつかの機能を完全に省略したり、2 か所設置したりすることが必要になる。たとえば、現場の特定の区域へのアクセスが困難な場合には、2 箇所の救護所が設営され、それぞれが一つの救急車収容点による支援を受けることもある。

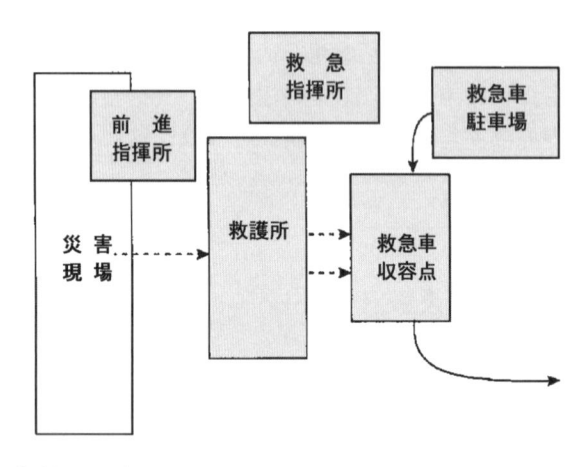

図 11.1：大事故災害における保健サービスのレイアウトのシェーマ

● 救急指揮所

救急指揮車がこれにあたる。合同機関緊急指揮本部（Joint Services Emergency Control：JSEC）として他の指揮車と隣接して配置される。

イギリスでは、あらかじめ指定された救急指揮車が配置される場合には、緑色灯を常時点灯することで識別される。緑色灯のほかにも、通常の青色点滅灯を用いることもできる。

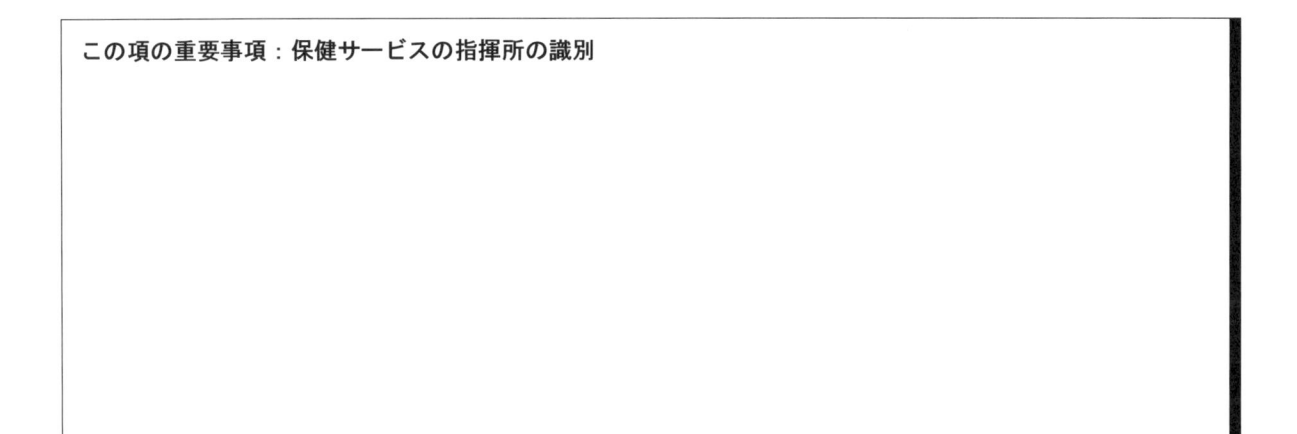

この項の重要事項：保健サービスの指揮所の識別

救急指揮所はあらゆる保健サービス資源の管理拠点であり現地通信設備となる。

キーポイント
災害現場に出動するすべての保健サービス要員は救急指揮所に到着報告を行わなければならない

● 前進指揮所

このエリアは災害現場に近接または隣接する場所であり、前進指揮官が移動通信機器を用いて直接指揮することができる場所が選択される。広範な災害現場の異なる区域を指揮するために、複数箇所の前進指揮所と複数名の前進指揮官が必要となることもある。

● 救急車駐車場

このエリアは、救急車が救急車収容点に進むよう連絡があるまで実際に待機している場所である。できれば、到着経路および災害現場の両者と良好にアクセスできることが望ましい。災害が長期化する場合には、ここがスタッフの打ち合わせ、物資の補給および休養の場となる。

● 救護所

このエリアは通常、救急サービスにより設営され、他の医療者により支援される。傷病者の二次トリアージおよび治療の拠点となる。このエリアの唯一の必要条件は安全であることである。また、入出路（現場からの搬入路と後方への搬出路の両方）、テント、照明、広さなどの諸要素についても考慮する必要がある。救急車収容点（次頁参照）が隣接して配置される。

> **キーポイント**
> 救護所を設営するときには、安全性、入出路、テント、広さなどの諸要素を検討する必要がある

　救護所が屋外に開設される場合には、優先順位の異なる傷病者のためのエリアを明確に表示しなければならない（図 11.2）。これは異なる色（赤／黄／緑）の防水シート、個別の建造物、空気膨張式テントなどを利用してもよいし、対応する色のトリアージラベルを付けた棒を地面に立てるのみでもよい。テントやその他の建造物を用いるときには、その場所に担送患者を詰め込んではならない。それは、患者を閉じ込められた状況（事故災害）から別の場所（テントまたは建造物）にそのまま移動させているにすぎない。担架やストレッチャーが密集していると、患者に近寄ることが困難となるだけでなく、エリア内の傷病者の流れが制限される。気道確保と補助呼吸を可能にするため、テント内では患者の頭部を中央に向けて配置する。

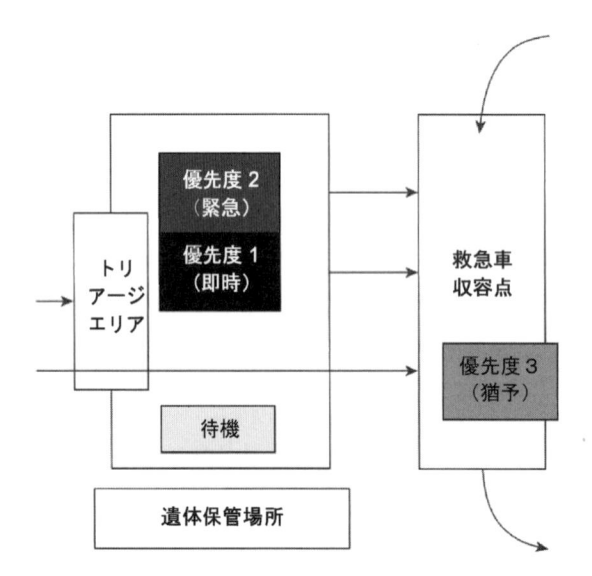

図 11.2：救護所のシェーマ

　傷病者は状態の改善または悪化に応じて、治療エリア間を移動させることができる。搬送エリア内でも同様の流れが可能でなければならない。このシステムにより、治療中または搬送を待つ間に患者の優先順位を変更することができる。

救急車収容点

　ここは救護所から病院またはその他医療施設へ搬送するために、傷病者を救急車に収容する場所である。

■ 重要エリアの統制 ■

　大事故災害時の混乱した状態を秩序ある医療現場へと変える上で最も重要な手順の一つは、患者動線の統制を確立することである。重要エリアの境界線を定め、これを案内標識で示すための資器材が利用可能でなければならない。ビニールテープ（警察および消防によってそれぞれ用いられる青および赤のテープと区別するため、緑の格子柄のテープを使用する）が出入口の統制に利用できる。折りたたみ式の案内標識は重要な診療エリアを示すのに利用できる。救急サービスはテント（空気膨張式テントや高速展開式テント）を通常積載しており、搬送前に傷病者を収容し、処置を行うための施設を設営することができる。

> **この項の重要事項：重要エリアの統制に必要な設備**

■ まとめ ■

- 現場の配置計画には、救急指揮所（合同機関緊急指揮本部の一部として）、前進指揮所、救護所および救急車収容点の設置を盛り込む。
- 傷病者搬送のための救急車の流れを確保・維持するためには、一方通行の経路が設置されなければならない。最初に救急車駐車場を開設する。

12章 現場の安全

本章を読んだあとに、次の質問に答えられるようになる。
- 現場の安全に関する優先事項とは？
- 現場に安全に近づく方法とは？
- 救急安全担当官の役割とは
- 現場のリスク評価の基本原則とは？

はじめに

　プレホスピタル救急医療の基本原則の一つは、「自分自身が傷病者にならないこと」である。災害のレスポンダーは自らが傷病者になればほとんど誰の役にも立たない。傷病者となったレスポンダーは利用可能なマンパワーを枯渇させるのみならず、既に能力の限界に達した医療体制にさらなる負担をかけるため、実際に状況を著しく悪化させる可能性がある。

　各人は自らの安全を確保するための適切な措置を講じ、支給された安全装備を適切に使用する義務を負っている。災害対応では絶対的な安全を保証する方法はないが、いくつかの簡単なルールに従い、周囲の状況を認識することにより、リスクを最小限にすることができる。

■ 安全衛生に関する法令 ■

　ほとんどの国が雇用者に対して、業務上の危険に由来する被雇用者へのリスクを最小限にするよう義務を課している。この法令は通常、緊急サービスが対応する最も深刻な災害以外のすべての事案に適用される。

> **この項の重要事項：安全衛生に関する法令**

■ 安全の 1-2-3 ■

レスポンダーは安全の 1-2-3 に従わなければならない。その優先順位は以下のとおりである。
1. 自分自身の安全
2. 現場の安全
3. 生存者（被災者）の安全

● 自分自身の安全

レスポンダーの最優先事項は、常に自分の安全を確保することである。特定の作業または活動範囲については、リスク評価が実施されている場合もある。レスポンダーはこのようなリスク評価に精通し、リスクを最小限に抑えるために取るべき措置を理解しておく必要がある。さらに、図 12.1 に示す動的なリスク評価が災害全体を通して行われなければならない。

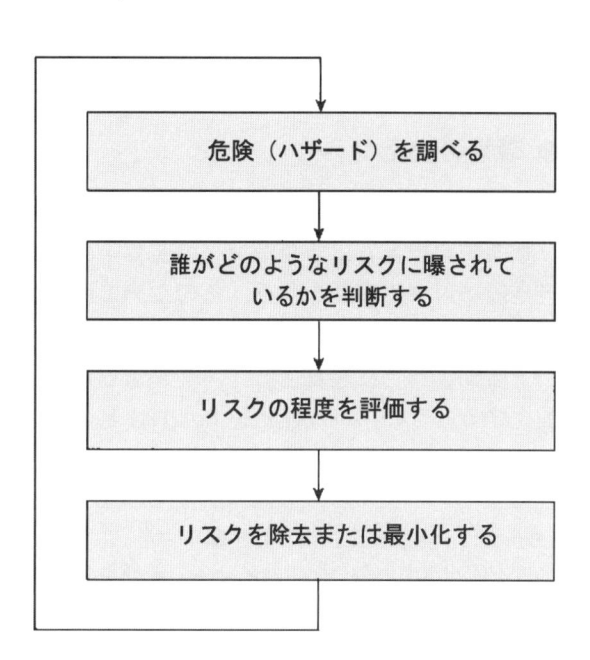

図 12.1：動的なリスク評価

常に慎重にアプローチすることが肝要である－これによりリスク評価のための時間を確保できる。通報内容から把握できなくても、危険物が災害の原因である可能性もある。レスポンダーはいつも疑いの目を持ち、表 12.1 に示す原則に常に従わなければならない。

表 12.1： 安全なアプローチ

行動	理由
災害現場の風上および高い地点から接近する	汚染物質の流れへの曝露を最小限にする
特定されているなら、集合場所に向かう	適切な報告を行い、確実な配備を図る
先着の消防車のところで停止する（距離が 100 m 以上ある場合）	状況に応じて待機または情報入手を行う
現場から最低 100 m 離れた場所で待機する	爆発によるリスクを極力回避する
継続的な大きな騒音があれば退去する	高圧の漏れを示す
利用可能な最大限の個人防護装備を装着する	汚染予防
汚染された場合は治療を受ける	早期治療が良い結果を生む

現場に立てば、常に疑いをもつ必要がある。災害の原因が不明であれば、ステップ 1-2-3（緊急隊員のための安全トリガー）が開発されており、危険物による災害である可能性を認識するのに役立つ。（表 12.2）。

表 12.2：緊急要員のための安全トリガー（ステップ 1-2-3）

ステップ 1	傷病者 1 人	通常の手順で接近する
ステップ 2	傷病者 2 人	慎重に接近する
ステップ 3	傷病者 3 人以上	現場に接近してはならない

その他の兆候がみられる場合もあり、それは危険物質の放出を確認する上で役立つ可能性がある。これについては 18 章で詳細に取り上げる。

個人防護装備

必要であれば、個人防護装備を装着する。これは 7 章で詳しく説明した。

● 現場の安全

救急安全担当官

救急安全担当官は救急指揮官の監督下におかれ、大事故災害現場におけるすべての保健従事者の安全全般に対する責任を負う。そのためには、救急および保健サービスのすべてのスタッフに適切で視認性の高い防護服の装着を徹底させる。他の緊急サービス、専門アドバイザー、除染担当官らと連携し、活動エリアに存在するリスクおよび危険を特定する。最終的には、現場での適正な業務の実施を監視する。このような任務を Box 12.1 に示す。

救急安全担当官は「救急安全担当官」と記された視認性の高いベストで識別される。

Box 12.1：救急安全担当官の任務

- その他専門の安全アドバイザーと連携をとる。
- 実際に存在するまたは潜在的な危険を特定し、必要とされる正しい行動方針／抑制措置を見極める。安全情報がすべてのスタッフに周知徹底されるよう、あらゆる危険を救急指揮本部および救急指揮官に報告する。
- 現場に到着し活動している救急および保健サービスの全要員が正確に把握され彼らが適切で視認性の高い防護服を装着していることを確認する。
- 安全な作業手順が実施されていることを確認し、スタッフの健康と安全を脅かすあらゆるリスクに対処するために即時に行動する。
- 30 分おきに分析的リスク評価（後述）を実施し、必要に応じて情報を記録する。
- 救急車駐車場担当官と連絡をとり、現着したすべてのスタッフが実際に存在するまたは潜在的な危険に関するブリーフィングを受け、現場に入る前に適切な防護服を装着していることを徹底する。
- レスポンダーの現地滞在時間を記録し、現場で休憩や軽食がとれる適切な設備を準備する。
- 現場退避が必要である場合、内側／外側警戒区域にいるスタッフおよび救急指揮本部／救急指揮官に直ちに助言を行う。

分析的リスク評価プロセス

最初の動的リスク評価のほかにも、より詳細なアプローチが必要となることがある。これは分析的リスク評価と呼ばれる。災害の状況は絶え間なく変化するため、救急安全担当官は危険評価を常に見直し、最新の状態に更新する。これは 30 分間隔で行うか、救急および保健サービス要員へのリスクが変化したときにすぐに実施する。

分析的リスク評価には次の要素を盛り込む。

- 危険に対するより明確な評価
- 現在の対策と適宜導入される追加対策に関する評価

緊急退避信号

　緊急サービスは、現場からの緊急退避を要する安全上の問題を内側警戒線内の活動要員に警告する方法について合意しておく必要がある。短い3回の警笛音が合図として用いられることが多いが、次のような方法も可能である。
- エア・ホーン（空気警音器）／車のクラクションを鳴らす。
- 金属製の物を打ち合わせる。
- すべてのコールサインに無線でメッセージを伝える。

　いずれの方法を用いるにしても、活動要員を配置する前に各緊急サービス間で合意を得ておかなければならない。災害現場に参集するすべての者が緊急退避信号の意味を理解しておかなければならない。

● 被災者の安全確保

　被災者の安全は重要な問題である。危険の特定や対処ができないために、ただ命が失われるのを傍観するしかないということでは、救命を目的とした保健サービス要員を配置してもあまり意味がない。
　被災者の安全確保は、次のようなものが含まれる。
- 災害現場から安全な場所へ移動させる。
  例：被災者受け入れ施設など避難所用として安全な建物の利用
  　　救急サービスによるテントの使用
- 汚染傷病者の場合
  汚染された衣類を脱がせる。
  除染の必要性を評価する。
- 暖かい毛布、衣類等を支給する。

■ 災害終結後 ■

　災害の終盤では、現状に満足した状態に陥りやすい。最後のチームが災害現場を離れるまでは、作業ごとの危険特定プロセス、リスク評価、計画策定、組織化、統制、モニタリング、予防・防護対策の見直しなどを継続しなければならない。救急指揮官は安全を維持するためには、作業中止を躊躇してはならない。

　災害後のスタッフの健康状態をモニタリングする体制が整っていることが重要である。当然のことながら、有害物質への曝露があった場合、災害指揮官はスタッフが受けるべき応急処置とモニタリングに関する助言を受ける。衛生安全部、労働衛生機関、従業員カウンセリングサービスおよびピアサポートネットワークは助言や支援を得るための貴重な情報源である。これ以外にも、災害時の人員個々の関与／曝露状況に関する記録を作成し、保存する必要がある。

　訳者注：「ピアサポートネットワーク」同じような立場の人によるサポートを目的としたネットワーク

■ まとめ ■

- 大事故災害現場では安全がきわめて重要であり、法律によって管理される場合がある。
- 安全の1-2-3を遵守する。
- リスク評価は現場に先着した隊員により行われる。
- 救急安全担当官は災害の経過中、定期的に分析的リスク評価を実施する。
- 最後のチームが現場を離れるまでは安全監視を継続する。
- 災害終結後、必要に応じてスタッフは健康状態をモニタリングされる。

13章　情報伝達

> 本章を読んだあとに、次の質問に答えられるようになる。
> - なぜ良好な情報伝達が重要であるのか？
> - どんな情報伝達手段が大事故災害時に利用可能か？
> - 何が情報伝達体制の確立に必要か？

はじめに

　大事故災害への効果的な対応を図るためには良好な情報伝達が不可欠である。良好な情報伝達なしには、緊急サービスは協調した対応をとることができない。大事故災害のマネジメントに関する調査では、情報伝達のまずさが問題としてたびたび指摘されている。

> 「各サービス間で重要な情報を伝達する機会を逃してしまったという強い印象が残った」（Desmond Fennell OBE QC、キングスクロス駅・地下鉄火災事故調査報告書より）
>
> 「緊急サービス機関は、明らかとなった問題点を踏まえて情報伝達体制を具体的に検証するために、大事故災害を想定した演習を定期的に実施しなければならない....」（Anthony Hidden、**クラッパムジャンクション駅・列車衝突事故調査報告書**より）
>
> 「大事故災害または大惨事への効果的な対応の鍵は情報伝達である。これには緊急、保健、輸送およびその他のサービスにおいて、サービス内およびサービス間の情報伝達が含まれる。これにはまた、災害で被災した人々や広く一般市民との効果的なコミュニケーションも含まれる。」（**ロンドン市議会レポート**、7 July Review Committee, 2006 より）

　良好な情報伝達とは、完全かつ正確であり、時を得たものである。そして、知る必要があるすべての人に可能な限り速やかに情報が伝達されることを目的とする。メッセージの発信が行われたことを確認するだけでなく、メッセージが受け取られ、それに対する行動がとられたことを記録するためのシステムが整っている必要がある。そのためには、良好な情報伝達体制も準備の一部として整備しなければならない。すなわち、このことを計画に盛り込み、必要な資器材を整備し、情報のやりとりが求められるスタッフへのトレーニングを行わなければならない。

　情報伝達のまずさがもたらす結果はときに深刻である。たとえば、救護所の資器材が不足していることが伝わらなければ、補給されない。これが**情報不足**である。メッセージの発信者が受信者に伝達内容を理解したかを確認しなければ、間違った対応がとられる可能性がある。例えば、「Entonox（笑気と酸素の混合物）」の要求が「empty box（空箱）」の要求になるなどである。これが**情報の確認不足**である。メッセージが救急サービスの指揮車で記録されなければ、要請が実行されなかったり、重複したりする可能性がある。これが**調整不足**である。

> **キーポイント**
> 良好な情報伝達は大事故災害の効果的なマネジメントを行う上できわめて重要である

■ 情報伝達手段 ■

以下の情報伝達手段について取り上げる。
- 無線（デジタル(airwave)端末またはトランシーバー）
- 電話（携帯電話、固定電話、インターネットまたは衛星電話）
- その他の手段：伝令、ポケベル、拡声器、警笛、手信号、アナウンス、テレビおよびラジオ放送、マルチメディア通信機器など

● 無　線

無線を使用する前に次のことを理解しておくことが重要である。
- 誰と連絡をとることができるのか－無線通信網／通話グループ／無線チャンネル
- どのようにして無線機を操作するのか－動作部分／バッテリーなど
- 正しい会話形式－無線通話法

従来型のアナログ無線通信網

　伝統的な無線通信網では、無線を使用する各人が個人を識別する名前または番号を持つ。これは「コールサイン」と呼ばれる。すべての無線使用者が一つの割り当てられた周波数を利用し、これにより「無線通信網」を形成する。個々の緊急サービス機関は独立した周波数で無線を運用しており、したがって独自の無線通信網を有する。メッセージは通常、個人から通信指令室へと伝えられる。図 13.1 に無線通信網の例を示す。「指令室」はすべての者の通信を聞くことができ、すべての者に通信することができるが、オペレーティングシステムによっては、個々人は通信指令室としか交信できない。

　1周波単信方式：すべての無線使用者が同一周波数を用いて送受信する。したがって、十分な出力をもつ無線機が与えられた者であれば、互いに聞いたり話したりすることができる。これは「オープン」チャンネルとも呼ばれ、大事故災害では望ましい通信方式であり、これによりすべての主要担当官が災害の進展状況を傍受することができる。

　複信（双方向通信）方式：無線使用者は異なる周波数を用いて送受信する。各使用者は指令室とのみ直接話したり聞いたりすることができる（指令室が **talk-through** 設定にしていない場合）。指令室はすべての無線局との間で送受信することができる。これは救急サービスが日常使用している通常の無線運用システムである。

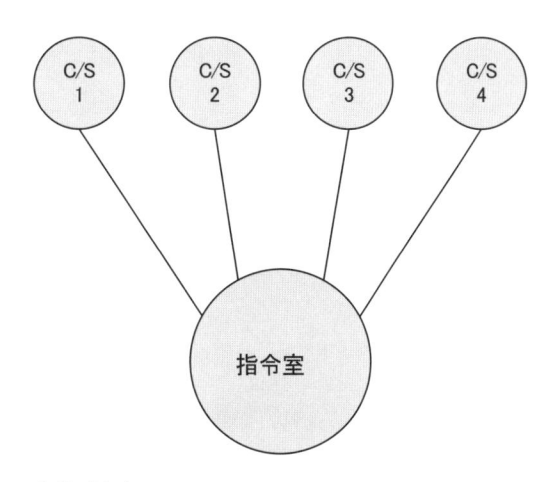

図 13.1：無線通信網（C/S＝コールサイン）

使用者が車載型無線機のほかにも携帯型無線機を所有している場合には、通常、同じコールサインが用いられる（そのときにどちらの無線機を使用していたとしても）。大事故災害のシナリオでは、個々の役割によって携帯型無線機のコールサインが変わる。

> **キーポイント**
> どのような無線通信網も1度に1人しか話すことができない

　無線にはHF（短波）、VHF（超短波）またはUHF（極超短波）が用いられる。通信距離はHF無線が最も長く、UHF無線が最も短い。通常、救急車の無線機には従来からVHFが使用されており、保健サービスの現場指揮車や救急指令室、あるいは直接病院との交信が可能である（受信機が設置されている場合）。UHF無線機は主要な保健スタッフ用として現場に配布されることが多いが、現場から遠く離れた場所と交信ができるだけの交信距離を持たない。HF無線機は遠隔地または軍関係者により用いられることがある。

TETRA（airwave）携帯型端末

　イギリス国内全土では、緊急サービスがデジタル通信システム（airwave）への切り替えを実施している。

　1990年代後半から、無線通信網を提供するために用いられてきた旧式のアナログ電波であるVHF/UHF周波数は、拡張のために必要な帯域幅をもはや提供できなくなった。

　新しいシステムは欧州電気通信標準化機構（ETSI）により定められたTETRA（terrestrial trunked radio）規格に基づいている。複数のチームを支援する統合し統一された双方向無線ネットワークを緊急サービスに提供することを目的としている。

　既存のVHF無線サービスから改良された点として以下が挙げられる。
- 地理的範囲の拡大
- 音声品質の改善
- 能力の増強
- 信頼性および機能性
- 音声およびデータ
- 暗号化の導入による情報のセキュリティ強化
- 通話グループでオープンマイクロフォン機能を利用したエマージェンシーコール
- 複数の通話グループ

　本システムでは、複数の動作モードが可能になることで、セキュアな音声通信やデーターパッケージの送受信をたった一台の端末で可能にする。

動作モード
1. ポイント・ツー・ポイント：ネットワークを介して2つの端末間で行われる個々人の通話。
2. グループコール：指定された通話グループの端末間で行われるトランクモード動作。
3. ダイレクトモード：ネットワークを介さずに端末同士で行われる個々人の通話。
4. マルチプルトーク：あらかじめ設定された通話グループから選択したグループ単位をつなぎ合わせる機能。
5. エマージェンシーコール：通話グループでオープンマイクロフォン機能を利用した最優先コール。

　救急サービスは大事故災害現場における、あるいは現場内外をむすぶ保健サービスの情報伝達を計画し、提供し、調整する全体的な責任を負う。

　大事故災害時の保健サービスの情報伝達に関する要件をBox 13.1にまとめる。

> **Box 13.1　大事故災害時の保健サービスの情報伝達に関する要件**
>
> **現場**
> 以下の関係各所との間で無線通信を行うための装備
> - 災害現場で活動する主要救急隊員と医療従事者
> - 現場の救急車
> - 救急指令室
> - 災害現場と受入病院
> - 警察と消防
>
> **現場外**
> 以下の関係各所との無線通信
> - 現場の救急指揮車
> - 現場または病院へ向かう救急車
> - 受入病院
> - 近隣の救急サービス
> - 病院連絡担当官

　現場から受入病院への情報伝達は、直接的または救急指令室を介して間接的に行われる。間接的な情報伝達の利点は、保健サービスの指揮官を現場のマネジメントに集中させることができることである。病院は患者の人数、到着の予定時刻、臨床的重症度（トリアージの優先順位）など、特定の情報を把握する必要がある。病院が大事故災害対応計画を発動し、適切な対応を行うためには、個々の患者の詳細な臨床情報は必要ではない。

無線機の操作法と無線通話法

　無線機を使用するには、電源の入れ方、チャンネルの合わせ方、バッテリーの交換方法など、その操作方法を理解しておかなければならない。これは付録 E で詳しく説明する。このほか、通話の開始・終了手順や重要な「無線用省略表現」も熟知しておかなければならない。なお、これについては無線通話法と称し、実際の交信例とともに付録 E で説明する。

● 電　話

携帯電話

　携帯電話はプレホスピタル・ケアにおける通信手段として、次のようないくつかの利点をもつ。
- 制限のない会話が可能であり、無線通話法は不要である。
- 無線通信網に入っていない個人との会話が可能である。
- 病院と直接話すことができる。
- 国内（および国外）で通話可能である。

　ただし、大事故災害時の携帯電話の使用には次のような欠点もある。
- メッセージを中央で調整できない。
- 会話を一元的に記録できるチェック機構がない。
- 基地局（セル）には限度があり、システムの飽和が突然起こりうる。

　メッセージを調整する中枢機構がないことは重要な要請のログ（通信記録）がないことを意味する。そのため、対応に失敗してもその要請はルーチンでは追跡されない。さらに、連携不足は取り組みの重複、相反する命令、さらには保健サービスの現場対応の統制の破綻を招く可能性がある。

携帯電話には通常、録音機能がないため、重要なメッセージを失う可能性がある。大事故災害後には事後調査が行われ、指揮官同士の情報伝達が精査される。このように情報伝達の録音またはログが作成されない場合は、責任の範囲または伝達不良に関して批判を浴びる可能性がある（付録 C 参照）。
　基地局数には限りがあるため、メディアや一般大衆、被災者たちですぐに回線が塞がってしまう可能性がある。これについては、専用に設定された電話機を所有する緊急サービス要員によってのみアクセスできる、緊急時に稼動が可能な予備の基地局を配置することで克服できる。このために施される携帯電話の設定には厳重な管理が必要である。災害指揮官の電話がこのような方法で保護されることを保証するための計画策定が必要である。

> **キーポイント**
> 保健サービスの対応の統制を維持し、記録を管理するためには、救急指令車を介してメッセージの受け渡しが行われなければならない

固定電話

　指揮車、前進指揮所、救護所などの災害周辺の固定拠点をつなぐのに、野外の電話回線が有用な場合がある。長いメッセージやセキュアな情報は無線ではなくこの通信網で連絡することができる。このシステムで情報を記録することはできない。
　災害が長期化すれば（何日間も）、通信接続業者による新たな固定電話回線の設置が可能になると考えられる。
　病院内では電話が主な通信手段である。メッセージは必ず短くまとめ、伝令などの代替伝達方法も検討する。災害対策本部に指定されたエリアでは、追加で電話の設置が必要となることがあり、この電話は計画が発動されてはじめて使用される。ファックスは現場から情報を受け取り（可能な場合）、警察にしかるべき情報を送るのに有用である。
　治療を受けたすべての患者に関する情報を収集するために、すべての受入病院に警察の傷病者記録班が派遣される。中央被災局は病院からの情報を集め、現場からの情報と照合する。メディアは警察からの指示で、被災局の市民向け連絡先電話番号を放送する。
　病院の電話交換台は大事故災害時の電話ですぐに飽和状態に達することがある。これは緊急連絡網に応答するスタッフ、メディア、負傷者の友人や親族が原因であると考えられる。電話の需要増大に対処するためのシステムを整備するとともに、このシステムを定期的に検証するのは、病院管理チーム(hospital management team)の責任である。

● その他の方法

伝令

　現場では、伝令の使用を常に考慮すべきである。伝令は信頼性のある情報伝達方法であり、非常に混雑した無線通信網での連絡を試みるよりも速い場合が多い。伝言内容が損なわれるのを避けるためには、手書きのメッセージを送るのが適切であると考えられる。伝令は適切な個人防護装備を装着しなければならない。

> **キーポイント**
> 伝令は確実な伝達手段であり、無線使用時よりも速く連絡がとれる場合がある

手信号

　手信号が採用されることもある。距離や周囲の騒音があるために声が届かない場所で視認によるコミュニケーションを図るのに役立つ。手信号は軍隊や救急サービスの特殊作戦チームにより用いられることが多い。

警　笛

　警笛は人々の注意を引くのに効果的に用いられる。ただし、警笛を短く連続的に鳴らすことは、危険が差し迫り、現場から退避する必要があることを示すのに使われることが多い。そのため、現場でその他の目的で警笛を使用できない場合がある。

アナウンス

　拡声器（メガホン）で簡潔なメッセージを伝えるのは、集団とコミュニケーションを図る有効な手段である。企画されたイベントで災害が発生したときには、群衆に情報を与えるのに場内放送が用いられることがある。同様に、競技場に設置されている電光掲示板を利用し、あらかじめ設定された避難手順の案内を表示することも可能である（口頭のメッセージのみでは聴覚障害者には伝達できないことを忘れてはならない）。

テレビおよびラジオ放送

　テレビ放送は次第に災害現場から一般市民へリアルタイムの情報を発信するようになっている。これは現地外の指揮官や受入病院が現場の状況をよりよく把握するのに便利である。ある特定の状況では、放送を保健サービスや緊急サービスに有利に用いることができる。地元ラジオ局によるアナウンスは一般市民に災害について警告し情報を提供することができ、公衆衛生に関する連絡事項や交通管理に伴う迂回路に関する情報なども盛り込むことができる。この情報は警察を通じて調整される。

ビデオ映像伝送

　イギリス各地の警察は災害現場と周辺地域をビデオ撮影し、直接指揮本部にリアルタイム画像を送るヘリコプターを所有している。これにより、他の手段では入手不可能と思われるきわめて重要な現場情報が得られる。

データ通信

　データ情報を伝達する能力が大事故災害時の情報伝達を強化する。ショート・メッセージ・サービス（SMS）とマルチメディア・メッセージング・サービス（MMS）のテキストメッセージ、電子メール、さらにはインターネットの活用により、災害指揮官は必要に応じて重要な情報を入手することができる。また、データ通信は従来の通話インフラへの負荷を軽減する。

テレメディスン（遠隔医療）

　リモートコンピュータとモデムおよび電話回線を介したインターネット接続を利用して大事故災害マネジメントをリアルタイムに遠隔サポートすることができるシステムが開発されている。衛星電話の利用により、世界中のどこからでも遠隔支援が可能となった。

■ まとめ ■

- 良好な情報伝達が大事故災害の効果的なマネジメントにきわめて重要である。
- 無線が一般的に用いられる情報伝達手段である。
- 必要に応じて代わりの伝達方法を用いることができる。
- 現場での携帯電話の使用は便利であるが、統制および調整能力を低下させる一因となることもある。

14章　評価

> 本章を読んだあとに、次の質問に答えられるようになる。
> - なぜ現場評価が重要なのか？
> - 誰が現場で最初の評価を行うのか？
> - 何が現場の初期評価に含まれるのか？
> - どんな要素がその後の現場評価を構成するのか？

はじめに

　現場の初期評価および継続評価は単一機関、合同機関の両者にとって現場マネジメントの基礎となるものである。初期評価では、評価者による大事故災害宣言を可能にするのに十分な情報を提供するだけではなく、適切な場所に適切な資源で救助者のリスクを最小限にして対応するのに十分な情報を提供することが必要である。これに続く継続的な現場評価により、災害対応の展開状況を把握するとともに、利用可能で最も良質な情報に基づき意思決定を行えるようにする。

■ 初 期 評 価 ■

　すでに述べたように、評価はCSCA（指揮・統制、安全、情報伝達および評価）で構成される包括的な現場マネジメントアプローチにとって欠くことのできない部分である。保健サービスによる最初の現場評価は現場に先着した救急車の救急隊員によって行われるべきで、この者が当初の救急指揮官となる。したがって、すべての救急隊員は現場の初期評価ができなければならない。

　その後の対応の迅速性と正確性を決定する上で、現場から伝えられる最初の情報の質が重要である。伝達すべき重要な情報は以下のMETHANEからなる頭文字でおぼえるとよい。

M	Major incident declaration	大事故災害宣言
E	Exact location	正確な発災場所
T	Type of incident	災害の種類
H	Hazards	危険（ハザード）
A	Access/egress	進入・退出経路
N	Number of casualties	傷病者数
E	Emergency services and equipment required	必要な緊急サービスと装備

● **大事故災害の宣言**

　生存傷病者数が利用可能な医療資源を上回っていること、すなわち、大事故災害（保健サービスにとっての）が発生したということを現場の救急統制官（Ambulance Controller: AC）に早急に認識させる。指令室に情報を返すときには、この事実が交信の冒頭で明確に伝えられることが重要である。これにより、指令室で情報を受け取った者がメッセージの重要性について警告を発することができるようになる。また、早い時期に明確な宣言を行うことで、必要とされる行動に関して疑う要素がないことを保証する。

● **正確な発災場所**

　災害の正確な発生場所を直ちに伝えることが重要である。これにより、追加資源の一刻も早い到着が可能になる。状況によっては、発災場所を正確に確認するのが困難なことがある。その場合、通りの名称、交差点、目標物、さらには救急隊の車両（自動車位置追跡システムを用いて特定可能である）との位置関係を説明すると、場所を正確に示すのに役立つと考えられる。

● **災害の種類**

　災害の種類を大まかに述べることで、指令室やレスポンダーは現場を想定しやすくなるばかりか、あらかじめ決められた行動を起こすことができる。たとえば、アパート一棟のガス爆発は、多重衝突事故とは異なり、消防による即時対応を始動させることになる。同様に、航空機事故に対する保健サービスの初動対応も危険物漏出時の対応とは全く異なるものとなる。

● **危　険（ハザード）**

　いかなる大事故災害現場においても多数の危険が存在するものと考えられ、現場の初期評価に包括的な危険評価を求めるのは合理的ではない。ただし、「（コンクリート等の）剥落」、「火災」などのように危険の種類の大まかな説明があると有用な場合があり、危険物に関する具体的情報があれば、適切な個人防護装備の準備が可能となり、救助者のリスクを軽減することができる。災害の進展に従って危険報告の内容もさらに洗練されてくるため、最初からすべてをカバーしようとして時間を無駄にしてはならない。

● **現場への到達経路**

　この場合も同様に、大事故災害の初期には進入・退出経路を検討する時間はまずないと考えられる。無理なくすぐに見つけられるような概要を説明すれば、今後のレスポンダーのためになる。例として、災害発生後に高速道路で交通渋滞が発生しているという情報は、指令室が異なるアプローチを（警察とともに）計画することを可能とする。同様に、道路の冠水や橋の崩落についての情報は、のちに対応するレスポンダーにとって大幅な時間の節約となる。

● **傷 病 者 数**

　誰もが常に被災者の数を知りたがる。これは保健サービスによる対応計画を策定する上で重要な要素となる。通常は傷病者に近づくことは困難であり、未確認情報（通常は間違っている）が飛び交い、隠れた負傷者が存在するような災害では、早い段階で傷病者数を確定することは最も難しいことの一つでもある。初期評価の段階では妥当な推定値以外は期待されない。なお、この情報を得るための最善の方策は迅速かつ安全な現場偵察である。

● **必要な緊急サービスと装備**

　すでに他の緊急サービスは現場に出動していると思われるが、保健サービスの指揮本部を介して、しかるべきサービスからの支援の必要性を強調することが重要である。この段階で明らかな装備のニーズ（通常の大事故災害時の対応を超える）を強調することにより、早期の手配が可能となる。

■ 継 続 評 価 ■

初期評価が行われ、指令室に伝達されれば（METHANEレポートを使用）、ACは保健サービスの視点から引き続き正確に評価し、最新の情報を更新する必要がある。追加の資源が到着し、指揮・統制系統の構築が可能となれば、ACは下位の指揮官に、彼らの統制区域から継続的に最新情報を提供するように命令する必要がある。さらに、ACは他のサービスの指揮官と絶えず連絡を取り、医療に関する情報を収集する。

継続評価プロセスは、初期評価の後半部分を軸として構築することができる。以下に示す。

H	Hazards	危険
A	Access	現場への到達経路
N	Number of casualties	傷病者数
E	Equipment and staff required	必要な装備および人員

これはあらゆる階層の指揮官が使用することができる。

● 危 険（ハザード）

危険情報は意思決定と計画策定の両面からも引き続ききわめて重要である。下位の指揮官は対応区域における危険発生状況の最新情報をACに絶えず提供できるようにする。多くの場合、この情報は他の緊急サービスの安全担当官と連携している救急安全担当官により整理され、それに応じてACへ説明される。

● 現場への到達経路

現場への進入・退出経路は通常、警察の管理下におかれる。しかしながら、救急および保健サービスの集合場所、および外側警戒線内で用いられる正確な救急車通行路の配置は救急車駐車場担当官の管轄である。配置の変更（おそらく危険の拡大状況によって決まる）は現場の継続評価の一部に含まれる。前進指揮官が災害現場内の特別な進入経路を報告することもある。

● 傷 病 者 数

災害の傷病者数は時間とともに明らかになってくるが、現場が動的に変化するにつれて情報の照合は次第に困難になっていく。したがって、現場評価のこの部分については、能動的に対応していくことが重要である。傷病者の人数および種類に関する定期的な報告（通常、トリアージの優先度を用いて表される）が災害現場のすべての区域から入ってこなければならない。前進指揮官および救護所担当官はそれぞれの活動エリアにおける傷病者状況を常に十分に把握していることが求められ、このような情報をACに定期的に報告しなければならない。これはACが現場を移動するときにその場で行われることもあれば、より正式な（通常は定時の）報告フォーマットを用いて行われることもある。現場において傷病者の総数および残存数を把握することが適切な現場マネジメントの必須条件であり、病院資源のニーズを計画に盛り込むうえでもきわめて重要である。

● 必要とされる装備およびスタッフ

理想的には、状況確認後に現場で使用される装備は、再補給と特別に必要とされる装備確認の両方を担当する資器材補給担当官を通じて管理される。下位の指揮官は装備の要請を現場評価に必ず盛り込む必要があり、それにより資器材補給担当官は適正な供給が行われるよう手配することができる。

人員の要請は現場における傷病者の人数および種類を反映したものとなる。状況によっては、特定の患者のための専門医による医療チームが必要とされるが、長期化した災害では専門医ではなく、む

しろ適切な休息と回復を確保するのに十分な数のスタッフが必要となる。AC は下位の指揮官が現場評価の定期報告時にこの情報を上げてくることを拠り所にしている。

■ 責 任 ■

現場評価はすべての保健サービス指揮官の責任であり、各指揮官は HANE 報告法を用いて各自の対応エリアを継続的に評価する必要がある。得られた情報は必ず現場での対応に利用されるとともに、全体的な状況をより良く伝えるために、指揮系統の下から上へと伝達されていく必要がある。

■ まとめ ■

- 現場評価は災害への対応の開始と展開の両者に必要不可欠である。
- METHANE 情報の発信により現場の初期評価が体系化される。
- その後の評価は HANE で構成される。
- あらゆる階層の指揮官がこの評価を継続して利用することができ、また利用しなければならない。

PART IV
医療支援（サポート）

15章　トリアージ

本章を読んだあとに、次の質問に答えられるようになる。。
- トリアージとは？
- いつトリアージを行うか？
- どこでトリアージを行うか？
- どのような優先順位を用いるべきか？
- どのようにして優先順位を割り振るか？
- どのような傷病者カードを用いるべきか？

■ 歴　史 ■

トリアージは「ふるい分ける」または「選別する」の意味を持ち、大事故災害時に行われる医療支援の第一段階である（Box 11.1）。

Box 11.1：医療支援の階層構造
- Triage　　　トリアージ
- Treatment　治療
- Transport　搬送

トリアージは、近代ではナポレオン軍の軍医総監であったドミニク・ジャン・ラレー（Dominique Jean Larrey）男爵によって最初に記述された。同氏は戦場の仮包帯所に到着する傷病者を選別するシステムを導入した。その目的は医学的というよりはむしろ軍事的であり、軽傷で、そのため最小限の治療で迅速に前線へ復帰させることができる兵士が最優先に扱われた。第一次世界大戦までトリアージの使用について記載された英語の記録文書はない。この大戦に関する米陸軍の公式史では、選別自体を述べるのではなく、選別が行われた実際的な場所の記述に「トリアージ」という言葉が用いられている。それ以来、トリアージは軍事医学の需要な部分として発展してきた。近年では、民間の救急部門においても日常的な管理手段となった。

■ 目　的 ■

トリアージの目的は、それがどこで行われようとも、適切な傷病者を適切な場所へ適切な時に搬送するだけでなく、「最大多数に最善を尽くす」ことにもある。このことから、傷病者の需要がすぐに利用できる熟練した救援能力を超える場合には、トリアージの原則が適用されるということになる。

> **キーポイント**
> 傷病者の需要が利用可能な熟練救助者の能力を上回る場合にはトリアージの原則を用いる

　このため、交通事故（4〜5人の傷病者に対し、出動する救急救命士が1〜2名のみの場合）から、多数の医師、看護師および救急救命士がいるにもかかわらず、傷病者があまりにも多く全体として最善の結果を得るためには処置の順番を決めなければならない大事故災害に至るまでの、緊急事態マネジメントに際してトリアージが行われる。

■ 時　期 ■

　トリアージは静的プロセスでなく動的プロセスである。患者の状態は、外傷の経過や実施された処置の結果により好転することもあれば、悪化することもある。

> **キーポイント**
> トリアージは動的（連続的）プロセスである

　したがって、トリアージは傷病者の処置中に何度でも繰り返し行われなければならない。たとえば、典型的な傷病者は、最初に発見されたとき、現場から動かされる前、救護所内、搬送前、病院受入れ時、蘇生・治療中、そして手術前などにトリアージされる。これ以外の場合にも（患者の所見に応じて）患者の容体の変化に気付いたときには優先順位の再評価が必要となる。

■ 場　所 ■

　最初のトリアージ判定（**一次トリアージ**）は、おそらく傷病者が発見された場所で行われる。現場における次の判定（**二次トリアージ**）は救護所で行われる。図15.1にトリアージおよび搬送の概略図を示す。この案では、現場でのトリアージは主に救急隊員により行われ、救護所では訓練され対応可能な医療従事者により行われることを想定している。患者のなかでも特に軽傷者は、短期的に「安全な場所」に連れて行き、そこでこれ以上の保健サービスが不要であることを確認するために評価される。適切な搬送が可能なときには、被災者受け入れ施設（負傷していない場合）または治療のために病院のP3区域に運ぶことができる。

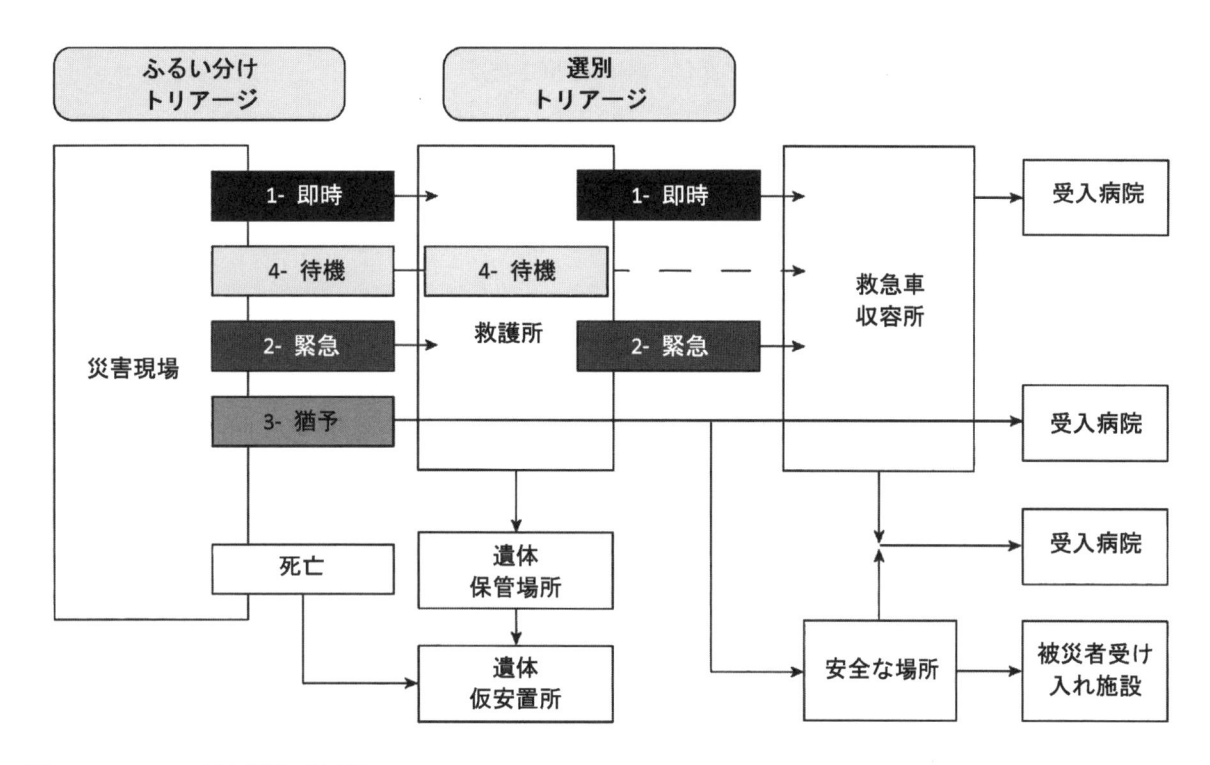

図 15.1：トリアージと搬送の概略図

■ 優先順位 ■

現在、4種類の優先順位システムが広く用いられている。そのうちの2つは軍事的トリアージから発展したものであるが、民間のトリアージカードにも採用されている。それぞれ「P」（priority；優先順位）システムと「T」（treatment；治療）システムとして知られている。民間が使用するシステムは区分の名称と色で分類されている。以上を表15.1にまとめる。

表 15.1：トリアージの優先順位

P	T	区分	色
1	1	即時	赤
2	2	緊急	黄
3	3	猶予	緑
1 待機	4	待機	青（通常は使用されない）
死亡	死亡	死亡	白または黒

本書の目的から、Tシステムを使用した。4つの優先順位は以下のように定義される。

この項の重要事項：トリアージの優先順位

- T1、即時　―直ちに救命処置を要する傷病者
- T2、緊急　―2〜4時間以内に外科的または内科的治療を要する傷病者
- T3、猶予　―処置の開始が4時間以上遅らせても安全な傷病者
- T4、待機　―きわめて重篤な状態であるために提供できる最善の医療を施しても救命の見込みがなく、救命可能な患者への医療資源を流用することになり、助けられる生命を危険にさらす可能性のある傷病者

　民間の活動ではT4（待機）のカテゴリーが使用されることはきわめてまれであり、災害がある時点で「非代償性」となった場合に限られる。このような傾向は人為災害よりも自然災害で多くみられる。しかし、軍事活動の場合は、作戦によって現場にしかるべき医療資源を配給できない状況が想定しやすい。待機カテゴリーを行使する決定は、現場の保健サービス指揮官達が共同で行い、適切な資源が利用可能になれば取り消すことができる。そのときには、すべての生存している「T4、待機」患者が「T1、即時」に分類されることになる。待機カテゴリーの使用を忌避することはまず間違いなく失敗を意味する。なぜならば、このカテゴリーを正しく使わなければ、命を救うどころか、結局は命を犠牲にすることになるからである。

キーポイント
待機カテゴリーを使用しなければ人命が犠牲になることがある

この項の重要事項：待機カテゴリーの行使基準

　大事故災害発生時に出動するすべての医療提供者がこのような優先順位群に患者を分類するために同じ優先順位システムを使用し、同じ方法を用いることがきわめて重要である。過去には、さまざまな機関が独自の優先順位システムおよび方法を使用してきた。そのために生じてきた現場や受入病院での混乱は、（共通のシステムを使用することで）回避することができる。

　現在利用できるトリアージカードのなかには、独立した待機カテゴリーを設けていないものもある。このような場合は、「T3、猶予」のカテゴリーを利用し「待機」と書き入れる。これらの「待機」患者と真の軽症者は明確に区別されなければならない。

■ トリアージの方法 ■

　トリアージカテゴリーが確立されていれば、誰が実施しても同じトリアージ判定になるように、信頼性のあるトリアージ方法を提供することが必要である。多数の傷病者が存在すれば、それと同じ数の重要な決定が直ちに下されなければならない。したがって、「最初の観察（first look）」すなわち一次トリアージ（傷病者の状態を短時間で評価するために現場の第一救助者により行われる）には迅速性、簡便性、安全性および再現性が求められる。

> **キーポイント**
> 最初のトリアージ判定は迅速かつ安全に行われ、再現性のあるものでなければならない

　一次トリアージが実施されれば、救護所においてより詳細な「二次トリアージ」評価を行うためのさらなる時間と資源を利用できる。
　このような2段階のトリアージに対応した簡便な方法は、それぞれ「**ふるい分けトリアージ**」と「**選別トリアージ**」と呼ばれている。ただし、圧倒的多数の傷病者が発生する状況では、詳細な評価を行うのに十分な医療資源はまずないと考えられる。このような場合は、繰り返して評価する際にふるい分けトリアージが用いられる。

● 生理学的評価方法と解剖学的評価方法

　従来のトリアージでは、患者をよく診て、直観を働かせながら見てわかる損傷をもとに判断する必要があった。そのような解剖学的トリアージには少なからぬ制約が伴う（Box 15.2）。生理学的トリアージは、怪我や病気の結果として生じるバイタルサインの変化を検出することによる。すなわち、これらの方法はより客観的であり、患者の身体を広範囲に露出させる必要もなく迅速に行うことができるうえ、訓練や臨床経験をほとんど必要としない。ふるい分けトリアージ、選別トリアージのいずれも生理学的方法であり、修正を加えなくても大事故災害時に安全に利用することができる。経験豊富なトリアージ実施者がいれば、（明らかな解剖学的損傷に基づく）臨床的知見によってトリアージカテゴリーを上げることが出来る。

> **Box 15.2：解剖学的トリアージに伴う制約**
> - 損傷を評価するのに患者の衣服を脱がせる必要がある。そのため、時間がかかり実用的でない。
> - 経験の異なる観察者間で、判定の再現性がない。
> - 生命にかかわる損傷は診察だけでは検出できないことがある（たとえば、急性腹腔内出血患者のうち、腹部の診察だけで検出できるのは50%未満である）。

● ふるい分けトリアージ（triage sieve）

　この初回観察時のトリアージでは、傷病者を迅速に優先順位別に振り分ける。手早く行われるため完璧ではないが、この段階で発生した分類の誤りはのちに訂正することができる。

歩　行

　歩行可能な傷病者はT3（猶予）に分類される。これが歩行によるふるい分けである。

> **キーポイント**
> 歩行可能な患者は最初にT3（猶予）に分類される

　背中にナイフが突き刺さっていても全身50%の熱傷を負っていても、確かに歩くことはできる。しかし、結局のところ、そのような患者は倒れるであろうし、トリアージは動的なものであるので、再評価によって優先順位が変わるであろう。ここで忘れてならないのは、ふるい分けトリアージは患者の容体を第一印象でとらえたにすぎず、その後の病態進行を予測するものではない。状態が悪化することを懸念してトリアージカテゴリーの優先度を上げてしまうと、管理すべきT1およびT2患者がバランスが取れないほど多数発生することになり、限られた医療資源を凌駕する可能性がある。このような理由で、トリアージは動的でなければならない。

ABC

歩行不能な患者は気道、呼吸および循環（ABC）の観察項目に従って評価される。患者が呼吸しているか「素早い観察」による評価を行う。呼吸していない場合は、簡易な用手的気道確保（頭部後屈あご先挙上法、または頚部の外傷が疑われる場合は下顎挙上法）を実施し、呼吸が開始するか患者を再評価する。気道確保後も呼吸しない患者は死亡と判断する。

> **キーポイント**
> 簡易な気道確保後に呼吸できない患者は死亡と判断する

気道確保後に呼吸が再開する場合は、気道に問題がある。すなわち、気道確保が重要であり、このような患者はT1（即時）に分類される。気道確保を解除すると呼吸が停止する可能性があるため、このような患者に処置が必要となることは明らかである。気道の開放を維持するためにバイスタンダーを利用したり、簡易な気道確保用補助器具を挿入したり、直ちに患者を回復体位にしたりすることができる。一次トリアージ実施者は、簡易な気道確保用補助器具と出血患者のためのドレッシング材の両方を携行するのが適切である。残念ながら、大事故災害時には、簡易な方法で気道が開通しない場合、1人の傷病者の処置よりも一次トリアージのプロセスの方が優先される。

呼吸をしている患者には、呼吸が適切かどうかの客観的評価として呼吸数が用いられる。呼吸数が異常に少ない場合（10回/分未満）または異常に多い場合（30回/分以上）、呼吸に問題がある。すなわち、呼吸は重要であり、このような患者はT1（即時）に分類される。

> **キーポイント**
> 呼吸数が30回/分以上または10回/分未満の傷病者はT1（即時）に分類される

呼吸数が正常（10～29回/分）であれば、プレホスピタル環境では困難な場合があるが「循環」の評価が行われる。脈拍数を確認し、120回/分以上であれば、T1（即時）に分類される。

> **キーポイント**
> 脈拍数が120回/分以上の傷病者はT1（即時）に分類される

特に脈が弱く触診が困難で脈拍測定が難しい時がある。この場合は、爪床の毛細血管再充満時間を観察する。この時間が2秒を超えれば、患者は循環に問題がある。すなわち、循環は重要であり、この患者はT1（**即時**）に分類される。実際にはこの段階で大量外出血に対する止血処置が行われる。患者自身で創傷部を圧迫してもよいし、バイスタンダーに介助を頼むこともできる。

脈拍数が119回/分以下または（もし観察したなら）毛細血管再充満時間が2秒以下である場合には、その患者をT2（**緊急**）に分類する。

> **キーポイント**
> 毛細血管再充満時間が2秒よりも長い傷病者はT1（**即時**）に分類される

毛細血管再充満時間は循環の評価に用いられるが、環境温度の影響を受け、低温条件では正常人でも有意に延長する。傷病者の正常な毛細血管再充満時間は、同じ条件下での救助者のものと同じであると考えるのが妥当である。ふるい分けトリアージを図 15.2 に示す。

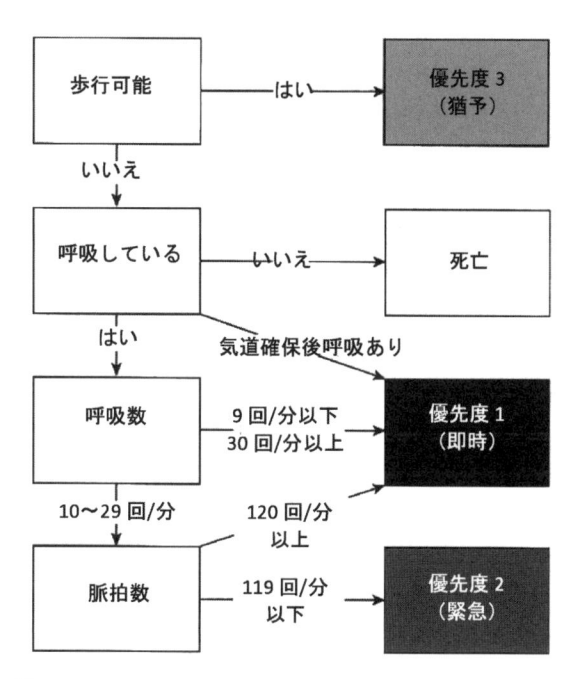

図 15.2：ふるい分けトリアージ

　ふるい分けトリアージの生理学的指標は、成人の正常範囲に基づいて設定されている。これを小さな子供に適用すると、必然的に高いトリアージカテゴリーに分類される。子供は一刻も早く現場から移動させる必要があるため、そのほうが望ましいという意見もある。しかしながら、小児の評価および治療のための医療資源は通常は限られており、オーバートリアージのために病院レベルにまで資源の需要が増大した場合、本当に優先度の高い患者への対応能力が不足する可能性がある。このような理由から、小児専用のトリアージ方法が有用であると考えられる。

　1〜10 歳では身長が年齢、体重およびバイタルサインに正比例するという概念を小児用トリアージテープは採用している。これをもとに、バイタルサインの正常範囲を踏まえた最良のガイドラインを用いて、一連の修正ふるい分けトリアージアルゴリズムが作成された。このアルゴリズムは直線状の防水テープに四角で囲んだ手順が配列されており、小児の横に並べて用いられる。図 15.3 に示すように、子供の踵と一致するところが適切なアルゴリズムとなる。多くの点で成人のふるい分けトリアージに変更が加えられている。まず、特に小さな子供は歩くことができず、そのために歩行によるふるい分けが改変されている。次に、毛細血管再充満時間の測定値にも疑問の余地があり、異常をスクリーニングするためのみに用いられる。言い換えれば、毛細血管再充満時間が正常な小児は T2（**緊急**）に分類され、異常値を示せば、引き続き脈拍数を測る必要がある。最後に、重篤な循環血液量減少による徐脈の重要性を認識し、脈拍数の下限値が設定されている。子供が身動きのとれない状態にある場合には、救出後に客観的な再トリアージの実施が可能になるまで T1（**即時**）に分類しておく。ふるい分けトリアージはごく短時間で行われるために正確な評価はできないことから、成人でも小児でも T4（待機）への分類に対応していない。

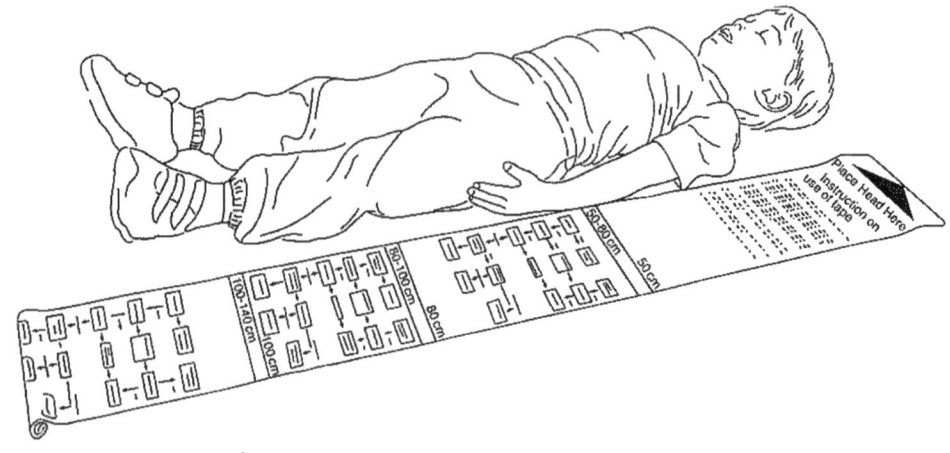

図 15.3：小児用トリアージテープ

● 選別トリアージ（triage sort）

患者が救護所に到着し、十分な資源があれば、より詳細に再トリアージを行うことができる。この過程を選別トリアージと呼ぶ。

これまでに多数の生理学的評価システムが紹介されており、そのうち最もよく知られているのが Trauma Score（外傷スコア）である。これは、5 つの簡易パラメータ、すなわち、呼吸数、呼吸努力、収縮期血圧、毛細血管再充満時間およびグラスゴー・コーマ・スケール（Glasgow Coma Scale：GCS）、に基づき外傷の重症度を生理学的に判定するものである。

プレホスピタル現場では、トリアージ用改訂外傷スコア（Triage Revised Trauma Score：TRTS）が現在利用可能な最も優れたシステムとして支持されている。これは呼吸数、収縮期血圧およびグラスゴー・コーマ・スケールの 3 項目のみで評価する。この場合の評価項目は表 15.2 に示すようにコード化され合計 0〜12 点となる。

表 15.2：トリアージ用改訂外傷スコア

生理学的評価項目	測定値	点数
呼吸数（回/分）	10-29	4
	>29	3
	6-9	2
	1-5	1
	0	0
収縮期血圧（mmHg）	≥90	4
	76-89	3
	50-75	2
	1-49	1
	0	0
グラスゴー・コーマ・スケール（GCS）	13-15	4
	9-12	3
	6-8	2
	4-5	1
	3	0

表15.3に示すように、TRTSを用いてトリアージの優先順位を割り振ることができる。

表15.3：トリアージ用改訂外傷スコアと優先順位

優先順位	TRTSスコア
T1	1-10
T2	11
T3	12
死亡	0

第4のカテゴリー（待機）を使用する場合には、TRTSスコアが1〜3点になる場合を待機群として定義する。

米海軍を対象に実施された研究では、熟練したスタッフでなくても、ごく短期間のトレーニングで信頼性のある外傷スコアを算出できることが確認されている。したがって、このようなシステムの運用は実行可能なものである。また、現在用いられている多数傷病者のトリアージカードでも（下記参照）、患者記録の一部として外傷スコアが採用されている。

生理学的方法は迅速で再現性があるのが利点である。しかし、外傷の種類が全く加味されていないので、患者を専門病院または一般病院のいずれに搬送すべきかを判断するのには使用できない。

上記の解剖学的方法と生理学的方法の一番良い部分を組み合わせれば、理想に近いものが得られる。TRTSのような生理学的方法の迅速性と簡便性を利用して最初の優先順位を決定する。そこへ、時間と状況の許す限り最大限得られる適切な解剖学的情報を加味する。このようにして、頭部外傷患者は脳神経外科センターへ、熱傷患者は地域の熱傷センターへと振り分けることができる。搬送が遅れる場合には、解剖学的情報は時間がある限りセカンダリー・サーベイの水準まで進めることができる

推奨されている優先順位の決定方法は、ふるい分けトリアージを用いて現場で最初に観察した時点での評価をする。続いて（通常は救護所で）、生理学的スコア（TRTSなど）に加えて、搬送先を決定するための適切な解剖学的情報を補足した混合アプローチによる選別トリアージを実施する。

> **キーポイント**
> 最初に生理学的トリアージを用いる。これは時間と状況の許す限り入手した解剖学的情報で補足することができる

■ トリアージカードの表示 ■

他の救助者に評価の結果が伝わらなければ、傷病者を優先順位別にトリアージすることにほとんど意味はない。何らかの形式の表示が必要である。

最も効果的であるためには、トリアージカードは視認性に優れ、前述のごとく標準的なカテゴリー（区分の数、名称および色）が用いられ、簡便かつしっかりと患者に取り付けられるものでなければならない。また、患者の状態の変化に応じて、優先順位を変更できるものでなければならない。

> **キーポイント**
> トリアージカードは視認性に優れ、簡便かつしっかりと取り付けることができ、優先順位の変更が可能なものでなければならない

現場でその他の臨床記録を記入するのにトリアージカード自体を使用できると便利である。一般に、カードの色は周囲の照明条件が異なる場合の視認性の高さから、原色が好まれる。死亡標記も重要である、すなわち、死亡を示す標識は標準のトリアージカードに組み込んだり、そのためにデザインされた専用のカードであってもよい（付録 D）。

● カードの種類

大まかに分類すると、単票式と折りたたみ式の 2 種類のトリアージカードが存在する。

単票式カード

単票式のカードを用いるときには、適切な優先順位が表示されたカードが患者に取り付けられる。カードは一般に、色のついた 1 枚のカードに見出し（優先順位の区分）が印刷されており、患者情報を記入するための余白がある。単カード式のシステムを図 15.4 に示す。1 枚の色のついたカードが患者に取り付けられるため、カテゴリーの変更が比較的困難である。なぜならば、新しいカードを装着する前に最初のカードを取り外さなければならないからである。患者に関するメモが最初のカードに記入されている場合、元のカードをそのまま残すか、新しいカードにメモを転記しなければならないため、さらに不都合である。最初のカードを残す場合には、患者の現在のカテゴリーについて混乱が生じる可能性がある。

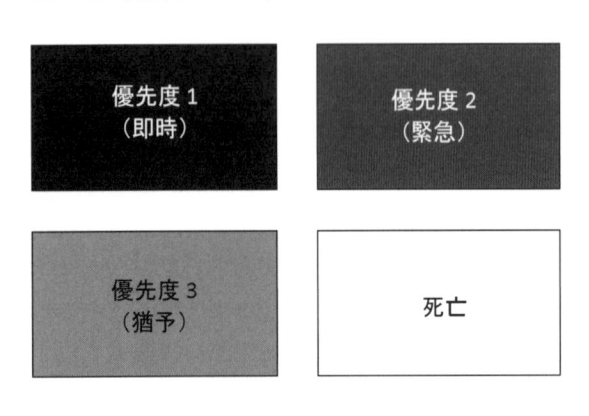

優先度 1（即時）	優先度 2（緊急）
優先度 3（猶予）	死亡

図 15.4：単票式システム

一般に、単票式カードは動的トリアージを行う場合のツールとしては好ましくない。

キーポイント
単票式システムは動的トリアージには理想的とは言えない

単票式のバリエーションで Mettag（Medical Emergency Team TAG）カードがある。カードの下部に複数枚の色分けされた帯が付き、それぞれにミシン目が入っており、帯ごとに異なるトリアージカテゴリーが与えられている。患者に当てはまらない帯はトリアージを実施した救助者により切り取られ、したがって、一番下に残った帯がその患者の優先順位に相当する。このカードには 2 つの欠点がある。まず、患者が回復すれば、新しいカードに交換するかまたは切り取った帯を再度貼り付ける必要がある（すなわち、患者の状態がその後悪化した場合のみを想定している）。次に、カードの優先順位が示された帯の部分が大きくないため、遠くからみえない。そのため、トリアージ担当官や他の救助者が見渡して特定のエリアにおける特定のカテゴリーの患者数を把握することが困難となる。

折りたたみ式カード

次に一般的な方法としては、折りたたみ式カードがある。そのうちの一つが十字型のカードであり、十字架のような形をしている。十字の先をすべて中央に折り込むと、長方形になる。これを図 15.5 に示す。

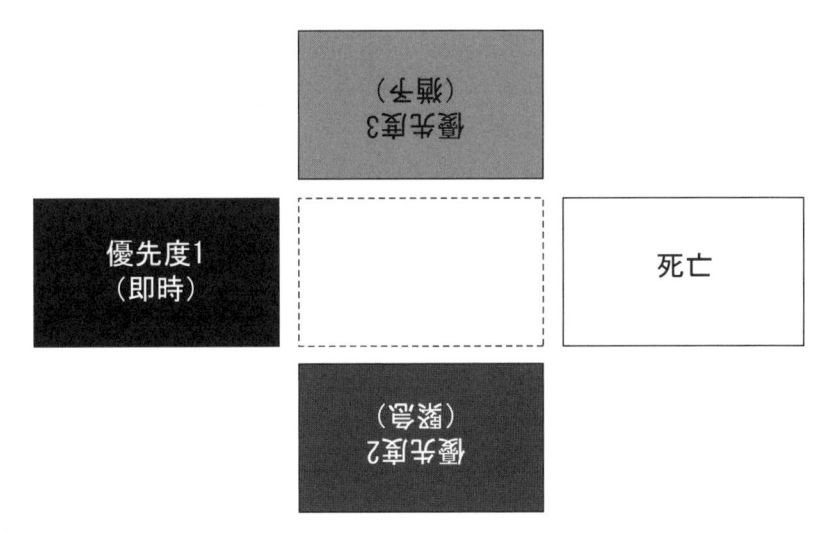

	優先度3 (緑)	
優先度1 (即時)		死亡
	優先度2 (緊急)	

図 15.5：十字型システム

カードは 4 つの優先順位のうち目的の 1 つのみを前面に残し、他を折りたたむ。優先順位を変更するときにも、カードを折り直し新たな優先順位を前面にだすだけで簡単である。このシステムは、優先順位が何度変更されても同じカードを用いることができるため、データの追加に関する問題を克服する。

他の将来的な動的な解決策として、カードセットやラミネート加工された折りたたみ式カードの帯などがある。

> **キーポイント**
> 折りたたみ式トリアージカードは、現場で行われる最初のトリアージから受入病院で行われる最後のトリアージに至るまで使用可能である

折りたたみ式カードはトリアージカテゴリーの変化にはきわめて有用であるが、当然、傷病者自らが自分の優先順位を高くするために折り直して悪用される可能性がある。

トリアージ標記は不可欠なものであるが、必ずしも上記のような複雑なトリアージカードを用いる必要はない。最初のトリアージ（ふるい分けトリアージ）にはトリアージカテゴリーに従って色分けされた洗濯ばさみでも十分であり、救助者の着衣のベルトにつけて簡単に携行することができる。同様に色のついた「リストバンドを装着する」方法では、正しい優先順位にカードを折りたたむ代わりに適切な色のバンドを手首に取り付けることにより、トリアージ実施者が個々のカテゴリーを素早く識別することができる。

> **キーポイント**
> ふるい分けトリアージには、色分けされた洗濯ばさみやリストバンドなどの簡易な代用品の使用も容認される

> **この項の重要事項：現在使用されているトリアージカード**

■ 人　材 ■

トリアージは必要不可欠であるが困難な作業である。必ず訓練を受けたスタッフにより実施されなければならない。災害の経過とともに、トリアージ実施者が救急隊のパラメディックから上級臨床医に交代するかもしれない。実施者が誰であっても、原則は同じである。

■ まとめ ■

- トリアージは大事故災害時に行われる医療支援の階層構造の第一段階である。
- トリアージは動的プロセスであり、最初に傷病者が発見された現場でふるい分けトリアージが行われ、次に救護所で生理学的および解剖学的な選別トリアージが行われ、受入病院到着後、根本治療の時点まで続く。
- 折りたたみ式カードは動的トリアージに利用可能な最良のカードである。

16章 治療

本章を読んだあとに、次の質問に答えられるようになる。。
- 誰が現場で治療を行うか？
- どこで現場での治療が行われるか？
- どのような治療が現場では行われるか？
- どの程度まで現場で治療を行うか？

はじめに

　治療期は現場での医療支援の第二段階である。大事故災害では、多数の人々が傷病者の治療に関与する。そのような人たちの経験はその場に居合わせたバイスタンダーから専門医に至るまでさまざまである。現場での治療は、根本治療が受けられる病院へ搬送できるように傷病者を安定化させることを第一の目的とする。治療前に行われる患者のトリアージにより、迅速な治療介入が必要な患者を特定することができる。この保健サービスチームによる高度に構造化されたアプローチの結果、「最大多数に最善を尽くす」が実現される。

■ 誰が現場で治療を行うか？ ■

● 一般市民／バイスタンダー

　災害の初期段階では、ごく基本的な処置が被災生存者（負傷者の場合もある）や災害が発生したときに近くにいたバイスタンダーにより開始されることがある。この応急処置を施す者のなかには、基本的応急処置の訓練を受けた者も存在する。この応急処置が人命を救うこともあるが、多数傷病者に対処することはまず不可能である。

> **キーポイント**
> 最初の応急処置は他の被災生存者やバイスタンダーにより行われる

● 応急処置実施者

　応急処置の訓練を受けた多数の人材が現場で見られるようになるのは、緊急サービスが到着し始めた時である。すべての警察要員および消防要員が応急救命処置の訓練を受けており、さらには、いくつかの緊急サービスは二次救命処置用の資器材を（量は異なるが）携行していて、それを使用するための訓練を受けた人材も備えている。それぞれの初動任務が完了すれば、すべての緊急サービスが初期治療に加わることができる。また、救援ボランティアも参加し、応急処置を実施できる。

> **キーポイント**
> 初動任務が完了すれば、その他の緊急サービスも基本的応急処置を支援することができる

● 救急サービス

救急サービスは病院外で起こるすべての災害の治療提供全般の責任を負う。救急隊員のスキルは応急救命処置から二次救命処置までさまざまである。任務は技能レベルに応じて割り振られなければならない。

● 医療スタッフ

現場の医療スタッフは、異なった経歴を持つ。その主な役割は救急サービスの業務を補完し、より高度な治療を提供することである。医療スタッフのなかには、プレホスピタル環境での活動に熟練している者もいれば、実践経験に乏しい者もいる。場合によっては、移動外科チームの災害現場への派遣が必要となるが、その出動は特定の患者に対する特別な処置を目的とする。看護師が出動する場合もあり、救護所内でトリアージ、応急処置、さらには蘇生チームの一員として活動することができる。

■ 医療支援の階層構造 ■

保健サービスの対応をマネジメントする者は医療支援の階層構造（Box 16.1）を常に念頭に置くことが最も重要である。傷病者に対して全体として最良の成果を達成するためには、治療および搬送の両者よりもトリアージが先に行われなければならない。トリアージが実施されれば、限られた高度医療資源を最も必要としている傷病者に投入することができる。高度な技能をもたない救助者は差し迫った問題のない傷病者のケアに利用することができる。

Box 16.1　医療支援の階層構造
- Triage　　　トリアージ
- Treatment　治療
- Transport　搬送

■ 治　療 ■

● どこで治療は行われるか？

初期段階では、医療対応が構築される前に、大部分の応急処置はバイスタンダーにより災害現場で施される。このような応急処置は災害発生後、最初の数分以内に行われる。

緊急サービスが到着したら、指揮系統が確立され、救護所内での治療に焦点があてられる（図16.1）。救護所はより高度な治療を行うのに適した環境である。ほとんどの場合、軽症の傷病者は救護所には運ばれず、最初に「安全な場所」に移動させられる。そこで必要な応急処置と二次トリアージを受け、適切な傷病者は確実に被災者受け入れ施設に収容され、一方でさらに治療を要する傷病者は確実に病院に搬送される。

ある特定の状況では、現場で治療が行われる。現場で身動きのとれない傷病者に高度な治療が必要となることもあり、それらの治療は**その場**で行われる必要がある。

● どの程度の処置を行うか？

災害現場での治療の目的は、傷病者を十分評価し治療できる施設へ確実に搬送するために、傷病者を十分に安定化させることである。

搬送前に必要とされる治療の程度はトリアージカテゴリーを反映していることが多い。そのため、**T3（猶予）** に分類された歩行可能な患者は特に治療を受けることなく病院に搬送される。その一方で、

T1（**即時**）に分類された気道緊急を有する傷病者はできるだけ安全な搬送を行うために現場で少なからぬ介入を要するだろう。

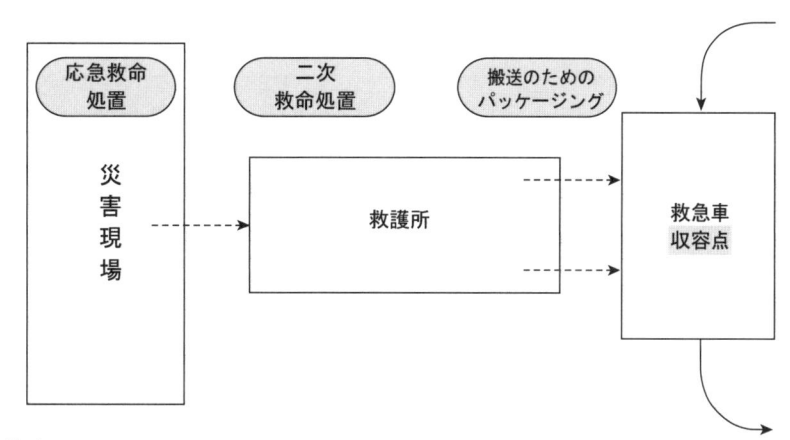

図 16.1：現場での治療

● どのような治療を行うか？

実質的には、プレホスピタル現場ではどのような治療も実施することが可能である。しかし、すべての治療を現場で行えという意味ではない。治療の目的はあくまでも傷病者を安全に病院まで搬送することである。すなわち、処置の程度は搬送を確実に行うためのものに限定される。

> **キーポイント**
> 現場での治療の目的は、医療機関へ傷病者を安全に届けることである

現場での治療がこの水準を維持しているならば、全体的にみて医療マネジメントは良好であるといえる。治療が少なすぎると、病院への搬送途中に患者は無用に死ぬことになる。治療が多すぎると、他の患者に費せたかもしれない時間を無駄にすることになりかねない。したがって、現場での治療は気道、呼吸および循環の問題に限定されるべきである。そのほかの治療（救出に必要な切断術およびその準備）が必要となることもあるが、これはきわめてまれである。

治療での重要要素は病院へ患者を安全に搬送するためのパッケージングである。脊髄損傷の悪化を防ぐための処置は搬送のためのパッケージングの重要な部分のひとつである。このような理由から、救急車収容点は救護所のすぐ外側またはできるだけ近くに配置される。

> **キーポイント**
> 大事故災害現場での処置の大部分は気道・呼吸・循環に対して行われる

保健サービスのスタッフが提供する処置はそれぞれの能力の限度内にとどめる。保健従事者は普段の業務と同じような業務を行うほうがはるかに能力を発揮する。能力は個人ごとに考慮されるべきである。

> **キーポイント**
> 現場の保健サービス要員は自分の技術レベルを超える仕事をしてはならない

現場で用いられるであろう基本的および高度な治療の概要を表 16.1 に示す。

表 16.1：現場で用いられる基本的および高度な治療

	基本的治療	高度な治療
気道	気道確保 　あご先挙上法 　下顎挙上法	経口エアウェイ 経鼻エアウェイ 経口気管挿管 外科的気道確保： 　輪状甲状靱帯穿刺術 　輪状甲状靱帯切開術
脊椎管理	用手的頸椎固定	ログロール法 頸椎カラーの装着 バックボードの装着 迅速救出
呼吸	口対口人工呼吸 口対鼻人工呼吸	口対マスク換気 バッグ・バルブ・マスク換気 胸腔穿刺 胸腔ドレーン留置
循環	外出血のコントロール	輸液準備 末梢静脈路確保 　四肢末梢静脈 　外頸静脈 　静脈切開術 中心静脈路確保 　大腿静脈 　内頸静脈 骨髄内輸液 除細動

　大事故災害現場に派遣される救急隊員、救命士、看護師、医師等は相応の能力を有していることが重要である。訓練を受けていない、もしくは十分な技能を持たない保健従事者が大事故災害時の対応に参加するのは決して許されない。対応するスタッフに要求される能力の範囲を表 16.2 にまとめる。

表 16.2：レスポンダーの基本能力の範囲

対応要員	必要とされる能力
救急担当官	災害のマネジメント
救急救命士	一次トリアージ、外傷処置、救命処置
医師	二次トリアージ、高度な外傷処置、二次救命処置、軽傷の評価
看護師	一次トリアージ、高度な外傷看護ケア、救命処置、軽傷の評価

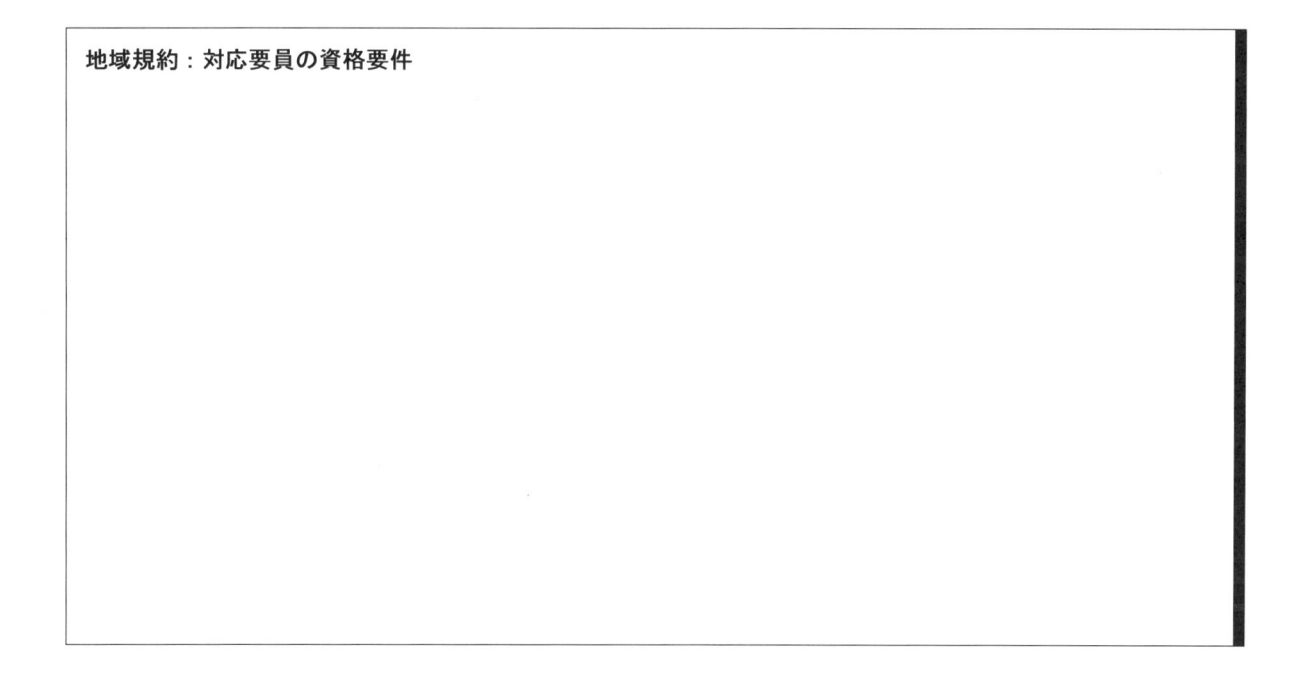

地域規約：対応要員の資格要件

■ 医療上の責任 ■

　医療上の責任の所在に関する問題は解決が難しい。最良の活動水準で役割を果たすために十分な資器材で支援された十分な数の救急隊員を現場に確実に配備することは、明らかに救急指揮官の責任である。同様に、医療指揮官は、救急サービスを支援するのに必要な医療スタッフの適正な人数およびスキルの組み合わせを把握する責任がある。これが達成されたら、個々の医療者は自身の行動に対する責任を負わなければならない。

■ まとめ ■

- 最初に提供される治療は訓練を受けていない人々による基本的な応急処置になるであろう。
- 緊急サービスのすべての要員が応急救命処置の訓練を受けている。
- 救急サービスは現場での治療に対する責任を負う。
- 気道、呼吸および循環に対する治療が、現場で必要とされるほぼすべてである。
- 大事故災害時に対応するすべての保健従事者は、適切で最新の技能を備えていなければならない。

17章　搬　送

本章を読んだあとに、次の質問に答えられるようになる。。
- 避難および搬送を容易にするためには、救護所やその他のエリアをどのように設置するか？
- どのような搬送に関する決定が必要か？
- どのような搬送方法を利用できるか？

はじめに

搬送は大事故災害時の医療支援の第三段階である（Box 17.1）。トリアージおよび治療の両者での決定は搬送に影響を与える。搬送順位、搬送先および搬送方法の大部分は、救急指揮官と医療指揮官が共同で行う初期の意思決定に基づき指示される。治療チームの上級医師および救護所担当官もこの意思決定プロセスに関与する。

Box 17.1：医療支援の階層構造
- Triage　　　トリアージ
- Treatment　治療
- Transport　搬送

2章で述べたように、保健サービスの指揮統制構造の主要な任務のひとつは、できるだけ効率よく患者の移動を行うことである。そのためには、現場内と病院までの両方における輸送体制に細心の注意を払う必要がある。治療エリアおよび搬送エリアの構造は、搬送方法に関する決定と同じくらい重要である。さらに、利用可能な資源を最大限に活用しようとするならば、搬送に責任を持つ担当官が搬送方法および搬送順位に柔軟に対応する能力をもつことが必要である。

■ 組　織 ■

現場からの搬送を必要とする傷病者は、必ずしも優先順位に従って救護所に到着するわけではない。これにより、災害を通してさまざまなタイミングで、必要な搬送形態が変わる可能性がある。

● 搬送体制

　大事故災害が宣言されると、救急車両はさまざまな場所から現場へ投入されることになる。安全が確保され、かつ一か所へ資源投入できる適切な到達経路の早期確立が不可欠である。これにより、当初の救急指揮官への資源の到着が迅速化される。緊急サービスの指揮官が現場に到着し、合同機関緊急指揮本部が設置されると、外側警戒線を通過する進入・退出路が決定される。その後、救急車が決められた救急車駐車場に到着し、受入病院に向けて救急車収容点を出発する「救急車通行路」がすべての救急サービス車両により使用される。

　救急車駐車場担当官は準備が整えば、駐車場に車両を待機させ、必要に応じて送り出す。さまざまな車両の利用が可能であり、患者のニーズに合わせて提供されることになる。

　車両は前進するよう要請があれば、救急車収容点（救護所にできるだけ近接させる）に進み、割り当てられた傷病者を収容する。救急車収容所担当官は患者の状態、搬送中に継続すべき治療および搬送先を隊員に申し送る。救急車は収容点からの出発を許可されれば、通行路を走行して外側警戒線の出口まで進み、それぞれの目的地に向かう。このような体制によって、救急車収容点の車両台数および種類が最適化されるようにする。

　図 17.1 に救急車通行路の配置図を示す。

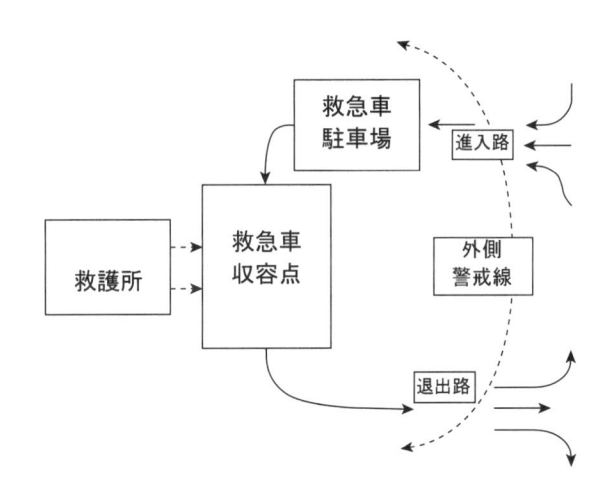

図 17.1：救急車通行路

● 傷病者の流れ

　優先度 3（猶予）の傷病者は歩行しているために、最初にトリアージを受けている。このグループの傷病者は当然、救護所には向かわないが、短期的には被災者受け入れ施設が設営されるまで安全な場所へ誘導される。その一方で、救急指揮官は、二次トリアージ（選別トリアージ）を行うための適切な医療資源がこの場所に確実に割り当てられるようにしなければならない。これは患者の状態を再評価するとともに、優先度 3（猶予）の患者の容体が悪化した場合に利用可能な医療資源があることを保証するためである。現場から受入病院に至るまでの傷病者の流れの一例を以下の図に示す（図 17.2 および図 17.3）。

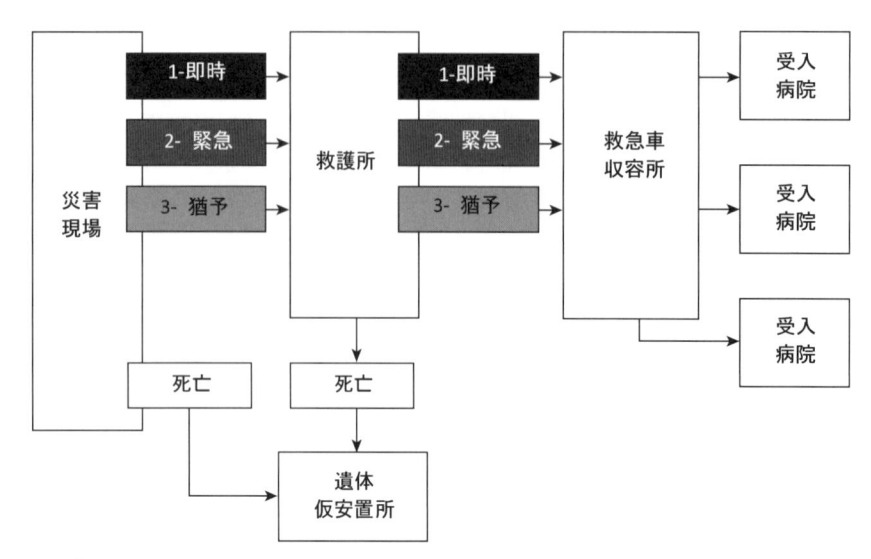

図 17.2：搬送スキーム 1

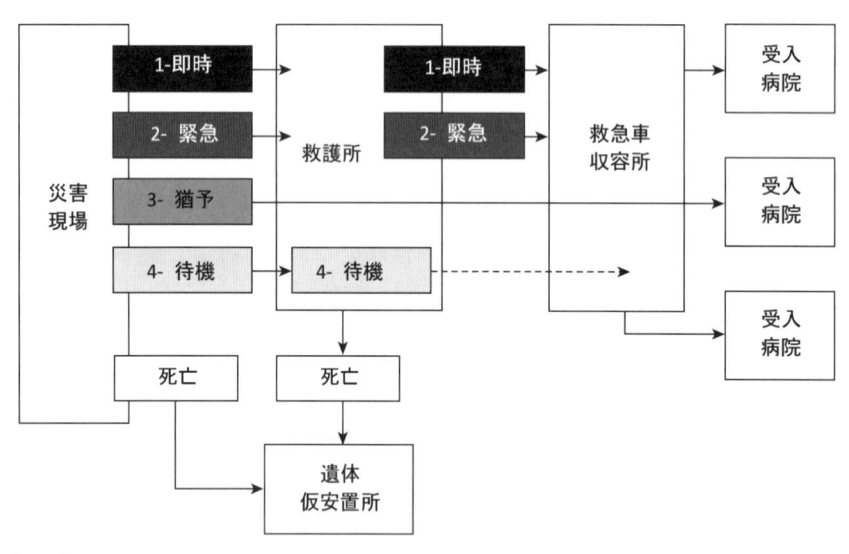

図 17.3：搬送スキーム 2

最初の搬送スキーム（図 17.2）では、優先度1（即時）および優先度2（緊急）の患者を救護所に移動させ、そこから救急車収容所へと向かう。

優先度4（待機）カテゴリーが用いられる場合、現在の優先順位を確認するために定期的に再トリアージが行われなければならない。優先度4（待機）の患者は優先度1（即時）のすべての患者の対応が行われたのちに搬送する（図 17.3）。このグループに必要とされる治療のレベルは、災害対応のある時点で利用可能なものを上回ることがある。

■ 搬送の決定 ■

個々の患者を現場から移動させる前には3つの重要な決定が行われる。1番目が搬送の優先順位、2番目が搬送のための治療およびパッケージング、3番目が搬送先である。

● 搬送の優先順位

一般に、搬送の優先順位は治療後の優先順位と全く同じとなる。救護所内での優先順位の決定には、15章で説明したふるい分けトリアージと選別トリアージを用いることができる。救護所担当官は搬送

順位を決定するために、個々の傷病者に適した搬送手段の利用可能性、特定の搬送先に向かう車両の収容人員など、追加の判定基準も用いなければならない場合がある。

> **キーポイント**
> 搬送エリアで用いられるトリアージカテゴリーは通常のトリアージの原則に準ずるが、患者が現場を出発する正確な順番を決定するときにはその他の基準を考慮に入れる必要がある

● 治療およびパッケージング

治療の適正な範囲は、医療機関への傷病者の安全な搬送を確実にするために必要なものに限られる。もし安定化が得られない場合は、傷病者が生きて病院に到着できる可能性を最大限にする範囲である。

> **キーポイント**
> 処置およびパッケージングは、安全な搬送を可能にするのに必要なものにとどめるべきである

● 搬送先

受入病院の選定は保健サービス指揮官の責任である。医療指揮官は、各トリアージカテゴリーのうち何人の患者が各病院によって受け入れ可能であるかを確認しなければならない。これは災害の経過に応じて定期的に見直す必要がある。

比較的大規模な都市圏で搬送先の選択肢がある場合には、専門施設へ直接搬送する患者を災害現場で選定するほうがよい。医療指揮官は重度の頭部外傷患者は脳神経外科センターへ、重度の熱傷患者は地域の熱傷ユニットへ搬送するなど、どの患者が専門施設への直接搬送に適しているかを判断する上で助言を与えることができる。

> **キーポイント**
> 専門施設を必要とする傷病者は現場から直接搬送を行う：適切な傷病者を、適切な場所へ、適切な時に－最初の搬送で

■ 搬送方法 ■

● 救急車

日常的に行われている一般的な搬送手段は救急車である。このような車両は重症傷病者の安全な搬送を可能にするよう特別な設計になっており、搬送中に二次救命処置を行うための多くの設備が搭載されている。平時の保健サービス体制では対処できないような大事故災害では、救急車両は不足状態にあると考えられ、他の搬送方法を検討する必要がある。

● その他の陸上車両

救急指揮官が搬送の必要性および実現性を評価するときには、3つの重要な要素を検討しなければならない（Box 17.2）。最初に、どのくらいの搬送能力（capacity）が必要であり、車両ごとの収容人員（capacity）はどれくらいかを確認する。次に、個々の車両の利用の可否（availability）を判断する。最後に、対応する案件に各種車両がどの程度適しているか（suitability）を見極める。この3番目の要素については、速度、安全性、信頼性、装備水準などの評価を踏まえて判断する必要がある。たとえば、通常の救急車はアクセス用の道路が制限されている際の起伏の多い地形を走行するには不向きであり（四輪駆動車でない場合）、特殊車両の使用が必要になることもあれば、ヘリコプターが検討されることもある。優先度3（猶予）の患者の搬送には警官輸送車などのいくつかの車両を利用できる可

能性がある。ストレッチャーに収容して搬送する必要がある傷病者の輸送は、重症であるほど特殊車両でなければさらに困難を極める。優先度2（緊急）の患者にはストレッチャー対応の患者搬送用車両が適しているであろう。

> **Box 17.2：患者搬送手段の選定基準**
> - Capacity　　収容能力
> - Availability　利用可能性
> - Suitability　適合性

● ヘリコプター

多くの場合、ヘリコプターを利用できるが、患者搬送専用に設計されたヘリコプターの機数は限られている。軍により提供可能なものなど、その他の航空機がストレッチャー対応であることは通常まれであり、収容能力および適合性の両面についてもさまざまである。専門医療施設への迅速な搬送を要する場合、道路インフラが遮断されている場合または救急車に不向きな地形の場合には、ヘリコプターが最適である。

その他の状況では、欠点が利点を上回る場合がある。特に、病院に専用のヘリコプター着陸地点がないことは、遠隔地の着陸地点（学校の運動場など）からの救急車による二次搬送が必要になることを意味する。

> **キーポイント**
> ヘリコプターは専門施設まで迅速に搬送する必要があるときに最適である

● その他に考えられる搬送方法

特殊な状況では、船舶や列車など他の輸送手段の利用も考慮することができる。たとえば、多数の主要空港は鉄道網と良好に接続している。場所が主要な受入病院から離れている場合や、地元の病院では傷病者数に対処できない可能性がある場合には、ある程度の人数の傷病者を列車でまとめて移動させ、他の病院の最寄り駅に到着した時点で再度トリアージを行うと有用なことがある。

■ まとめ ■

- 搬送は大事故災害時に行われる医療支援の第三段階である。
- 搬送を円滑に進めるには、救急車通行路と傷病者の流れの両面から効率よく体制を整備することが重要である。
- 患者の搬送順位はトリアージカテゴリーとその他の諸要素の両者によって決まる。
- 救急車が搬送能力の主力をなす。
- 状況に応じて他の車両の使用が必要となる場合もある。
- ヘリコプターが一翼を担う場合もあり、特定の状況においてその真価を発揮することができる。

PART VI
特殊災害

18章　危険物およびCBRNによる災害

> 本章を読んだあとに、次の質問に答えられるようになる。
> - 危険物による災害では、対応機関によるどのような活動が必要とされるか？
> - 危険物が関与した災害時の指揮系統とは何か？
> - 危険物による災害時のゾーンおよび警戒線とは何か？

はじめに

危険物（HazMat）ならびに化学、生物、放射性物質および核（CBRN）が関与した災害に対処するための計画は、実際に発生した災害から得た知見と複数機関による演習を用いて改訂されてきた。一般に、計画はHazMatおよびCBRNの両者に対応している。

1. **HazMat災害**：疾病や傷害、エリアへの進入の阻止または食物連鎖の遮断を引き起こす物質、剤、材料の偶発的放出。
2. **CBRN災害**：通常、意図的なものである。この用語は次に掲げる異なる領域のハザードを含む。
   - **化学**：兵器用化学剤、あるいは合法ではあるが有害な家庭用または工業用薬品などの化学物質により引き起こされる中毒または損傷。
   - **生物**：危険な細菌、ウイルス、真菌または毒素（例、植物性毒素、リシン）の意図的な放出により引き起こされる疾病。
   - **放射性物質**：有害な放射性物質への曝露、時に、吸入あるいは飲食物から摂取されることにより引き起こされる疾病。
   - **核**：核兵器の爆発は爆発衝撃波、熱および大量の有害放射線による広範囲の影響を引き起こす。

災害に対応する組織および機関の特定の責任に関係なく、以下の事項を達成するためには、関係機関による協調した効果的な活動が必要である。

- 人命を救い、守る
- 災害の影響を軽減し、最小化する
- 国民に情報を公開し、国民の信頼を維持する
- 犯罪を防止し、抑止し、検挙する
- 早期の正常化を支援する

訳者注：兵器用に開発された物質や材料を剤（agent）と呼ぶ。

そのほかにも重要な共通の目標として、災害に対応するすべての者の健康および安全の管理、環境保全、司法調査や公式・技術的またはその他の調査の円滑化、そして最終的には対応を評価し、学ぶべき教訓を明らかにすることが必要とされる。

■ 対応機関の役割と責任 ■

● 救　急

救急サービスは災害現場で汚染傷病者のトリアージおよび除染の主たる責任を負う。ただし、すべての対応機関が協力し合い、ハザードへの継続的曝露による傷病者へのリスクが適切に管理されるよう努める。

● 消防・救助

消防・救助サービス（FRS）の主たる業務は、人命救助、火災やその他の緊急事態からの財産や環境の保護ならびに人道的活動の提供である。内側警戒線内で働く全要員の安全確保など、内側警戒線内における活動のマネジメントは、通常 FRS に委任される。例外的な状況を除き、内側警戒線の復旧や救助も FRS の責任となる。

集団除染またはその他の形態の除染の実施が必要とされる状況では、救急サービスがこのような除染法の実施を支援するよう FRS に要請することがある。

● 警　察

警察は CBRN に曝露された人々の除染を必要とするあらゆる災害を含め、大事故災害現場における活動全体の調整を行う。多くの場合、警察には CBRN 個人防護装備（PPE）の装着訓練を受けた専門の警察官がいる。このような警察官は、運用上実行可能で安全を確保できる場合には、必要に応じて汚染地域内に配備される。

警察の重要な責務は以下のとおりである。

- 安全な内側警戒線を確保するのに十分な警察の資源を提供する。
- 効果的な早期除染の実施のために活動の調整を図るとともに、救急および消防サービスに全面的に協力し、業務の促進および支援を行う。
- 設定された除染エリア内に二次攻撃装置（セカンダリーデバイス）がないか調査する。
- 秩序の維持と関係諸機関（救急および消防サービスと、活動に従事するその他機関）の防護に努め、安全な環境で十分な活動を行えるようにする。
- 優先順位は人命救助にあるが、可能な限り除染全体を通した捜査プロセスの完遂および保全を確保する。これには、除染過程全体を通じた被疑者および目撃者の保護や管理が含まれる。

■ 警戒線とゾーン ■

● 初期警戒線

詳細な現場評価や他の科学的分析が実施される前に、防護手段をとっていない緊急対応要員の第一陣により、初期警戒線が一時的に設置される。それは、問題を封じ込める最初の手段であり、災害を統制する要素となる。

● 内側警戒線

内側警戒線はホットゾーンおよびウォームゾーンの両者を囲む。この警戒線内で活動する緊急サービスおよびその他の機関に対し、安全な環境が提供されなければならない。

● 外側警戒線

外側警戒線は、自由な立ち入りが禁止される管理区域を示す。ホット、ウォームおよびコールドゾーンを囲む（図 18.1）。

コールドゾーン

非汚染区域であり、内側警戒線と外側警戒線の間に位置する。

ウォームゾーン

最初の物質放出による汚染を受けていないが、人や車両が移動することにより汚染される区域である。

ホットゾーン

最初の放出が発生または拡散した汚染区域（または複数の区域）である。この区域内にいるすべての人々は健康と安全に直接の脅威を受ける可能性があり、最も危険なエリアである。

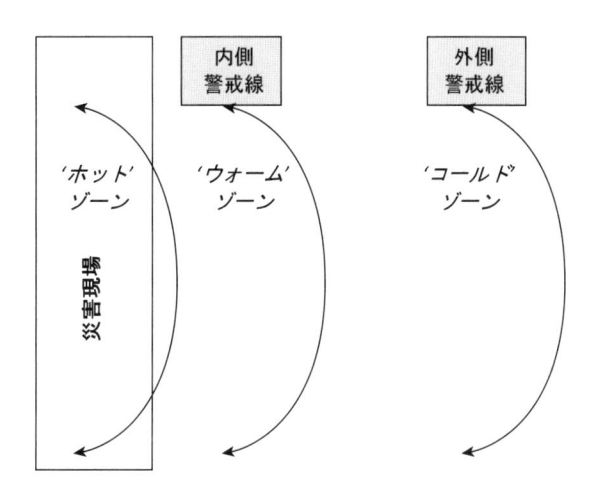

図 18.1：汚染ゾーン

■ 安 全 ■

考えられる安全上の問題を認識することが重要であり、常に疑いをもつことが必要である。Box 18.1 に示すステップ 1-2-3 は早期の認識を容易にし、それにより安全を最大限確保することを目的としている。

Box 18.1：ステップ 1-2-3

ステップ 1	傷病者 1 人	・異常なし－通常の手順で接近する
ステップ 2	傷病者 2 人	・慎重に接近する ・あらゆる選択肢を検討する ・現着時に報告し、指揮本部に最新の情報を提供する
ステップ 3	傷病者 3 人以上	・現場に接近してはならない ・撤退する ・封じ込める ・現状報告をする ・自分自身を隔離する ・専門家の救援を要請する

また、他の兆候があれば、物質の放出を確認するのに有用であり、関与する物質を特定するのに何かしらの助けになるであろう。ステップ 1-2-3 で問題が既に特定されている場合には、その他の兆候を

探る必要はない。同様に、ステップ 1-2-3 の前に他の兆候に気付けば、直ちに撤退し、指揮本部に報告しなければならない。

他の兆候としては、次のようなものがある。

- 動物／鳥／魚の大量の死骸。
- 昆虫がいなくなる：周辺地域における昆虫の死骸。
- 身体症状：大勢の人々に水疱形成、極度の縮瞳、窒息、呼吸困難または発疹がみられる。
- 多数傷病者：大勢の人々に、通常、突然発症する悪心や見当識障害から呼吸困難に至るまでの健康被害が出現。
- 通常みられない液滴：地表面に油滴が認められることがあり、水面に油膜が形成される場合がある。
- 異常な外観：高木、芝生、低木および灌木が変色し、しおれ、枯れる。
- 正体不明の臭気：フルーティな香り、花香などから、鼻を刺すような刺激臭、ニンニク臭／わさび臭、さらには刈りたての干し草の臭いまでさまざまある。臭気が環境にそぐわないことが重要である。
- 普通の気象条件では説明のつかないような低い雲または霧の状況。

人々の傷病とともに、上記の特徴のすべてが環境汚染の脅威を示す。

■ 治　療 ■

人々が危険物質に曝露されると、危険物質が衣服や皮膚、髪に付着し、曝露されたその人自身や直接接触した者の健康を継続的に危険にさらす可能性がある。従って、安全かつ効果的な早期除染（汚染者へのさらなる曝露を防ぎ、汚染物質の拡散を最小限に抑えるために汚染物質を除去すること）が行われることが重要である。ただし、HazMat または CBRN 災害では除染は必須の対応ではない。除染の手順を開始すべきかどうかは、初動対応者およびそれに続く訓練された救急サービス専門家による事故の性質の初期評価に基づいて決定される。

除染の是非の判断と除染方法の選択は、災害の経緯や、現場で緊急サービスにより実施された作戦上のハザードおよびリスク評価の結果によるところが大きい。これらの決定に関する責任は消防および警察指揮官から助言を受けた救急指揮官にある。その際には、負傷の有無、曝露または汚染による徴候と症状の発現や進行の有無の点から、傷病者除染のさまざまなニーズと選択肢を検討する。

除染方法（人々、設備、土地または環境に対する）は特に新しいものではなく、有害物質が関与した災害に対処する緊急サービス要員により日常的に行われているものである。ほとんどの場合、レスポンダー自身が手作業で冷水や温水をかけたり、簡単なシャワー装置を用いて自らの防護服の除染を行っている。

多くの災害では、汚染傷病者と最初に接触するのは救助、トリアージおよび治療に従事する緊急サービス要員である。このような対応要員は汚染物質との直接的な身体的接触に加えて、汚染者から再びエアロゾル化または気化した空気伝搬物質（通常、オフガス（off-gassing）と呼ばれる）に曝露する危険性もある。

傷病者の除染は複数機関による対応の一環として行われる。これは、大規模であれ小規模であれ、汚染が汚染傷病者またはその接触者の健康を脅かす場合には、すべての状況で適用される。汚染に曝された施設や環境および汚染傷病者が接触したあらゆる物の表面を除染するために、他の対応機関による追加の措置が求められる場合もある。

● カテゴリーの階層構造

除染は、当面のニーズに対応する人々によって行われる仮除染から、完全かつ包括的な除染までいくつかの形式をとることができる。

臨床的除染（Clinical decontamination）

「水洗い、スポンジ等を用いた洗剤洗い、水洗い（rinse, wipe, rinse）」このプロセスでは、除染を行う目的で設計された除染設備を用いて、訓練を受けた医療専門家により汚染傷病者個々の処置が行われる。

一次除染（Interim decontami+nation）

特別に設計された除染設備が利用可能になるまでの間、計画された体系的な除染プロセスを提供するための標準的な装備を用いる。

仮除染（Improvised decontamination）

専門資源を使用する前に直ちに利用可能な除染方法を用いる。

集団除染（Mass decontamination）

多数傷病者発生時の計画された体系的な除染方法。特別に設計された除染装備を用いる。

● 除染プロセスの指揮統制

除染を要する災害では新たな役割が必要である（図18.2）。

除染方法について十分な訓練を受けたブロンズ指揮官（除染担当官）が選任され、除染プロセスを監督し、その全体を通じて適切な手順が採用されていることに関して全責任を負う。除染指揮官の最優先の責任は除染スタッフの安全の確保である。

除染担当官はコールドゾーンに配置され、立入統制要員の支援を受ける。立入統制要員は、各人員の氏人、役割および汚染区域への立入時刻を記入する立入統制ボードを維持管理する。

一次トリアージは化学防護装備を装着した対応要員が行う。この役割は、必要に応じて解毒薬投与などの救命処置を施すことのできる初期治療班による支援を受ける。

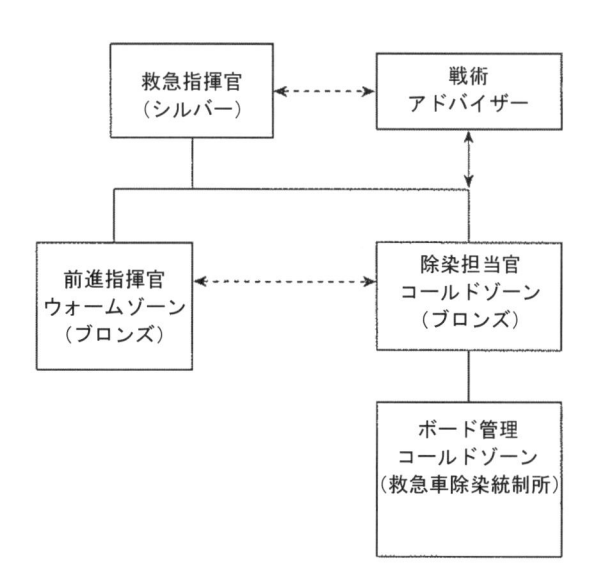

図18.2：除染の指揮系統

訳者注：除染担当官（decontamination officer）は、全身指揮官と連携し、除染に関しては指揮を行うため、ブロンズ領域の指揮官としての機能を果たす。

■ まとめ ■

- 救急サービスは汚染傷病者のトリアージ、除染および治療の指導的責任を有する。
- 消防が通常、内側警戒線内のエリアを管理し、警察が現場対応全体の調整を担う。
- 内側警戒線はホットゾーンおよびウォームゾーンを囲む。
- ホットゾーンは有害物質の放出によって直接汚染された区域を囲む。
- ウォームゾーンは車両および人々が移動することにより汚染される区域である。

19章　多数の小児が巻き込まれた災害

本章を読んだあとに、次の質問に答えらるようになる。
- 多数の小児が巻き込まれた災害ではどのような点で事前の準備が異なるか？
- 大事故災害における小児のトリアージ方法とは何か？
- 大事故災害時の小児治療には、どのような課題があるか？

はじめに

　保健サービスの多くの者にとって、多数の小児が巻き込まれた大事故災害への対応について考えることは難題である。そのため、このような災害は特殊である。実際にそうした災害はイギリスの国内外で発生している（表 19.1）。大事故災害はさまざまな原因で発生し、どんな種類の災害でも、子供が巻き込まれないことはない。

表 19.1：相当数の小児が巻き込まれたことが知られている大事故災害

大事故災害	発生年	傷病者数（人）	小児傷病者数（人）
マーティネズバス衝突事故（米国）	1975	51	50
大規模落雷（米国）	1977	47	47
ボローニャ駅爆破事件（イタリア）	1980	291	27
M5 高速道路バス衝突事故（英国）	1983	31	27
アリゾナ州ケミカルガスの漏洩（米国）	1987	>67	67
エニスキレン爆弾事件（北アイルランド）	1987	65	6
スリーリバーズ・レガッタ事故（米国）	1990	24	16
ディモックコート列車衝突事故（英国）	1992	45	12
アビアンカ航空墜落事故（米国）	1993	92	22
ヨーク市バス衝突事故（英国）	1994	41	40
アビー・ヒル接続駅列車衝突事故（英国）	1994	47	10
オクラホマ爆破事件（米国）	1995	759	61
マンチェスター爆破事件（英国）	1996	217	30
ダンブレーン銃乱射事件（英国）	1996	30	28
ベスラン学校占拠事件（ロシア）	2004	>700	>335
ウトヤ島銃乱射事件（ノルウェー）	2011	69	30

災害対応のすべての段階において、大事故災害時の小児対応の難しさが報告されている。プレホスピタル期では、トリアージおよび搬送優先順位の決定、十分な量の小児用資器材の調達について問題が指摘されている。数人を超える小児重症傷病者に対処するための人員または装備を有する病院はほとんどなく、小児外科および小児集中治療室のベッドが不足していることはよく知られている。小児のための専門医療サービスは地理的に分散しており、専門病院に限定され、その場合も必ずしも救急部と併設されているわけではない。このような専門病床の分布状況が大事故災害時に小児を専門医療施設へ搬送することを困難にしている。

> **この項の重要事項：大事故災害における小児のニーズに関する国の指針・ガイドライン**

■ 準 備 ■

● 計 画

多数の小児が巻き込まれた災害では、単一または複数の地域による対応が必要になる。保健機関および救急サービスは、大事故災害時の小児対応についての適切な計画を持ち合わせるべきである。専門医療施設への警報および支援体制が整っていなければならない。プレホスピタルと受入病院と小児専門医療との間に緊密な連携がなければならない。

● 装 備

先に述べたとおり、多くの大事故災害で小児が被災し、さまざまな装備・資器材が使用されるときには、救急サービスが大事故災害支援車両への小児用資器材の適切な補給を保証する必要がある。小児専門病院からの病院用資器材の補充を実現するためには、特別な取り決めが必要である。

イギリスでは、救急サービスが保有する資器材の国家備蓄がある。そのうちの 20% の資器材が小児用である。必要に応じて、地元、地域および全国で用いることができる。

● 訓 練

すべての大事故災害訓練では、現実に即して小児を参加させ、実際の年齢分布に一致させることが重要である。子供は大人が気づかないことでも、きわめて有益な意見・感想を提供してくれる。

■ 医療支援 ■

● トリアージ

標準的なふるい分けトリアージと選別トリアージは、成人の生理学的基準に基づいている。小児は成人よりも脈拍数および呼吸数が多く、血圧が低いために（表 19.2）、これらの方法が用いられると、オーバートリアージとなることが多い。15 章で説明したふるい分けトリアージはこの点を考慮して改良されている。

表 19.2：小児の生理学的正常値

年齢（歳）	呼吸数（回/分）	脈拍数（回/分）
<1	30-40	110-160
1-2	25-35	100-150
2-5	25-30	95-140
5-12	20-25	80-120
>12	15-20	60-100

　小児被災者が少人数の災害では、現実的および人道的な理由から、早い段階で子供を現場から移動させるため、オーバートリアージが重大な問題となることはまずない。しかしながら、多数の小児被災者が存在する災害では、効果的な優先順位付けが行われないため、システムによるオーバートリアージが全体の対応に悪影響を及ぼす可能性がある。これを補正するために、年齢別の生理学的基準値に従ってふるい分けトリアージを改良した小児用トリアージテープが考案されている（図19.1）。

　小児用トリアージテープは、1～10歳までの小児に関して身長と体重がおおよそ相関することに基づいている。小児用改良ふるい分けトリアージは、小児のバイタルサインの正常値でアルゴリズムが作成されている。このアルゴリズムは直線状の防水テープに四角で囲んだ手順が配列されており、小児の横に置いて用いられる。子供の踵とテープが一致するところがその子の身長に用いられるアルゴリズムとなる。

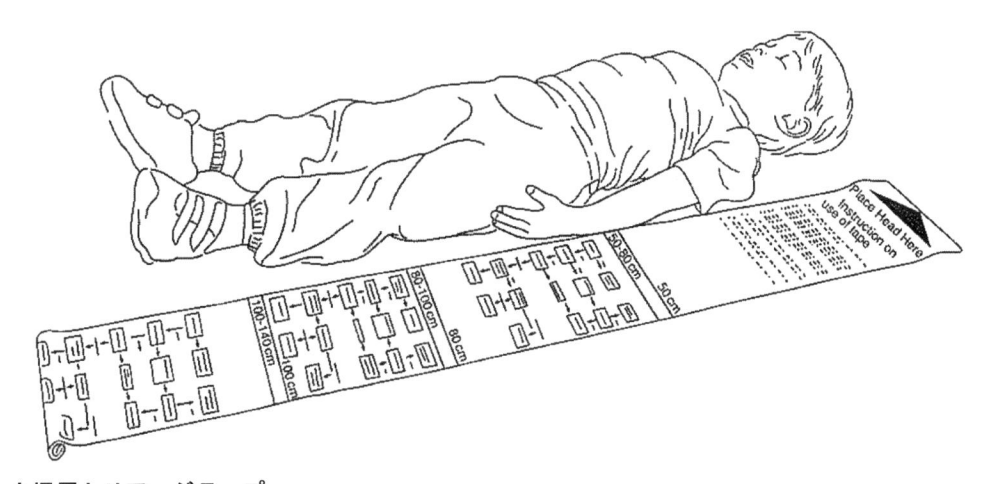

図19.1：小児用トリアージテープ

　このシステムを用いると、トリアージ担当官は小児の生理学的異常をより正確に評価することができ、さらにはテープに記載されているすべての観察項目をおぼえておく必要がない。時として小児の体位によりテープが使用できないことがある。その場合は、年齢に基づくアルゴリズムを使用することができる（図19.2～19.4）。

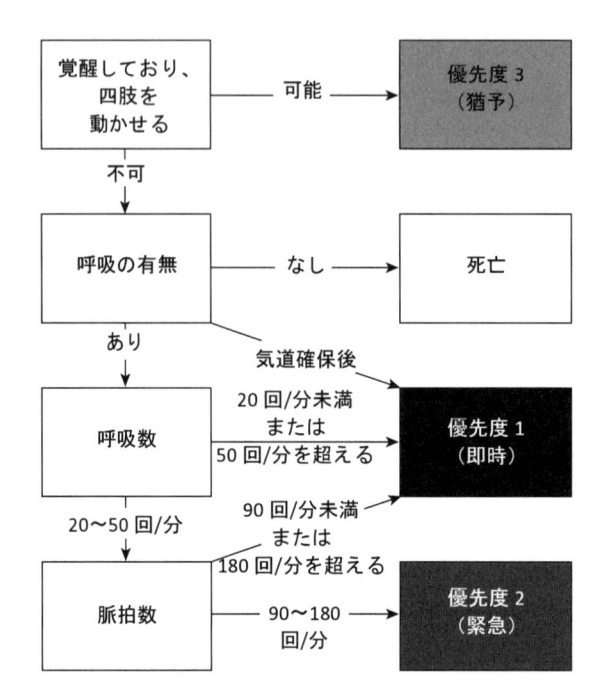

図 19.2：小児のふるい分けトリアージ（Paediatric seive）（身長 50〜80 cm または体重 3〜10 kg）

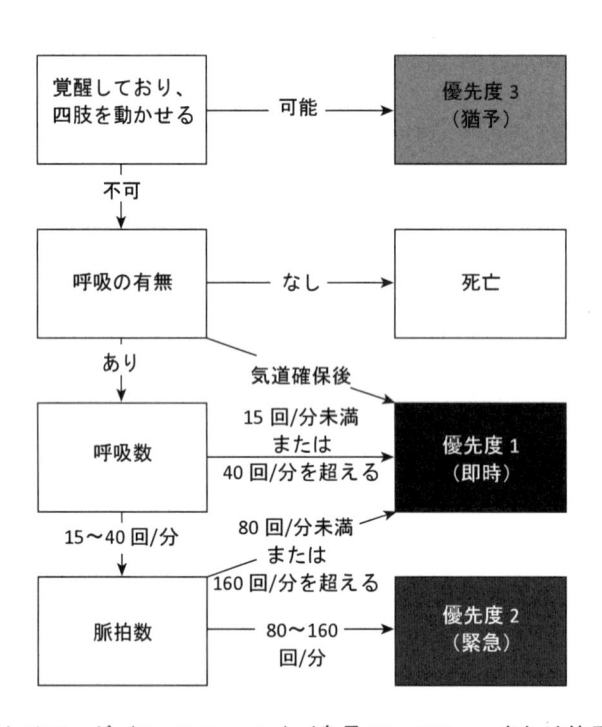

図 19.3：小児のふるい分けトリアージ（Paediatric seive）（身長 80〜100 cm または体重 11〜18 kg）

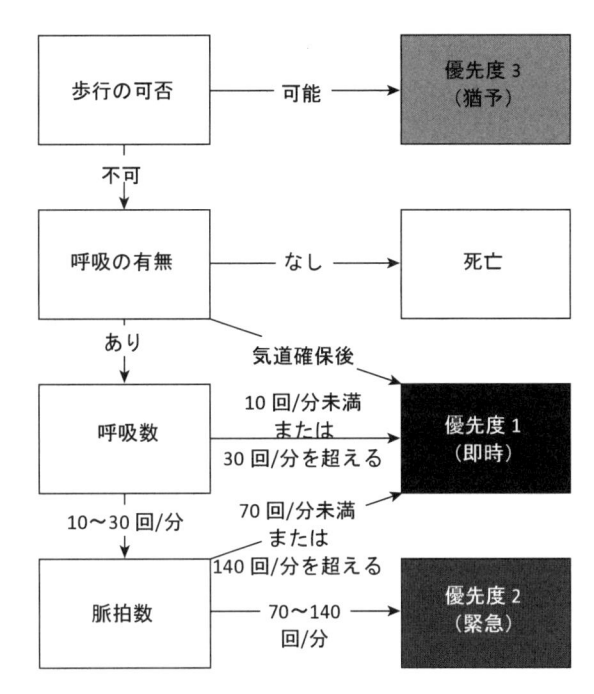

```
                    ┌─────────────┐  可能    ┌─────────────┐
                    │  歩行の可否  ├────────→│ 優先度 3     │
                    └──────┬──────┘          │ （猶予）     │
                           │ 不可            └─────────────┘
                           ▼
                    ┌─────────────┐  なし    ┌─────────────┐
                    │  呼吸の有無  ├────────→│    死亡     │
                    └──────┬──────┘          └─────────────┘
                           │ あり       気道確保後
                           ▼           10 回/分未満
                    ┌─────────────┐   または        ┌─────────────┐
                    │   呼吸数    ├─────────────────→│ 優先度 1    │
                    └──────┬──────┘   30 回/分を超える│ （即時）    │
                           │ 10〜30 回/分  70 回/分未満└─────────────┘
                           ▼             または
                    ┌─────────────┐  140 回/分を超える┌─────────────┐
                    │   脈拍数    ├─────────────────→│ 優先度 2    │
                    └─────────────┘   70〜140        │ （緊急）    │
                                      回/分          └─────────────┘
```

図 19.4：小児のふるい分けトリアージ（Paediatric seive）（体重 100〜140 cm または体重 19〜32 kg）

● 治　療

プレホスピタルにおけるレスポンダーは小児の対応に難渋することがある。特に、小児の傷病に対する正常な生理的および心理的反応には不慣れな場合がある。

その他の諸問題も対応を複雑にすると考えられる。

- **現場の安全**：小児が巻き込まれているとき、救助者は大きな危険を冒すこともいとわない。感情が判断力を鈍らせる。そのため、無用な危険を冒さないようにするためのすべての予防策を講じる必要がある。
- **家族**：大事故災害は家族の 1 人のみが被災するわけではない。ひとつの家族が離ればなれにならないようにするのが理想的であるが、患者の傷病が専門医療を必要とする場合には、常にこのことが可能であるとは限らない。
- **メディア**：小児が被災した災害はメディアの関心が高い。

● 根 本 治 療

多数の小児が巻き込まれた災害では、緊急サービスは小児用の集中治療室や外科手術室といった地域サービスからの追加援助を必要とすることが非常に多い。計画立案者は災害時の支援方法について合意を図るべく、このようなグループと連携しなければならない。

● 回復期

救助者は、小児を巻き込んだ災害において、心理的な変調をきたしやすい。対応に従事するすべての者は、自分自身や同僚に生じるそのような問題に注意しなければならない。

■ まとめ ■

- 大事故災害ではしばしば小児が被災者となる。
- 計画、装備の準備および訓練は、このことを反映させなければならない。
- ふるい分けトリアージは小児の生理指標をよく反映するように改良することができる。

20章　重症熱傷患者が発生する災害

> 本章を読んだあとに、次の質問に答えられるようになる。
> - どんな要因が大事故災害時の熱傷患者の管理に影響を及ぼすか？
> - 熱傷評価チームの役割とは何か？
> - National Burns Bed Bureau の役割とは何か？

はじめに

　大事故災害で被災し、熱傷を負った傷病者の初期蘇生は、標準的な ABC アプローチに沿って行うべきである。熱傷は見た目に非常に明らかなものが多いが、他の外傷が隠れている可能性を見逃してはならない。

　最初のうちは、熱傷患者は生理的に実際より軽傷にみえる場合がある。次第に気道閉塞が起こる可能性はよく知られているが、評価が遅れたり、熱傷面積を正確に評価できなければ（その結果、輸液による蘇生が遅れたり、不十分になったりする）、治療の質を著しく損なう可能性がある。

　急性期の治療が完了して蘇生が順調に進めば、熱傷患者はきわめて長期にわたる急性期後ケアの段階に入り、数週間から数ヵ月にも及ぶことがある。これは専門的看護、理学療法、心理的さらには社会的ケアまで要する集学的医療であり、膨大な時間と資源を必要とする。

■ 収容能力 ■

　熱傷ユニットや熱傷専用病床の総数は常にきわめて限られている。ほとんどの地域において、一ヵ所の熱傷ユニットは多数の熱傷患者を受け入れる収容能力を持ち合わせていない。

　それに応じて、熱傷病床利用状況を定期的に更新し維持するために、多数の国で National Burns Bed Bureaux（NBBB）が設立された。その目的は、重篤な熱傷患者が一刻も早く国内各地の熱傷専用病床へ搬送され、場合によっては災害現場から直接搬送できるようにすることである。

　イギリスでは、熱傷患者を伴う大事故災害のための国家計画（National Burns Major Incident plan）に、最寄りの熱傷ユニットと、患者の分散化をマネジメントする病院統制チームの責任が記載されている。災害規模の確認中は、患者の搬送は行われない。規模が判明し次第、専門医療を要する傷病者の分散計画が立てられる。

■ 熱傷評価チーム ■

熱傷専門医による熱傷患者の臨床的評価の必要性（熱傷の重症度と範囲を評価し、専門施設への到着まで初期蘇生を監督すること）はよく認識されている。

経験豊かな熱傷外科のレジデントまたは指導医と上級看護師からなる熱傷評価チーム（BAT）が現場から熱傷患者を受け入れた各救急部に派遣されるべきである。そこで、このチームが連携熱傷受入ユニット（連携ユニット）に客観的な情報を提供するため、熱傷患者の評価を行う。

1つの連携ユニットに複数のチームを配置することは可能であるが、初療ユニットを支援する近隣の熱傷ユニットに1チーム以上のBATの派遣を必要とする場合もある。

詳細な熱傷傷者の情報が明らかになれば、分散搬送計画を作成することができる。その後、BATは熱傷患者を自分たちのユニットに搬送する医療チームとしても活動することができる。

■ 患者の分散 ■

救急部は通常、日常業務として軽症熱傷患者の診療にあたっている。輸液蘇生を要しない、または手足や会陰などの特別な治療を要する部位に熱傷のない患者には、地元の病院が対応できる。

その一方で、熱傷患者が多数発生する大事故災害では、緩和ケアが唯一の合理的な選択肢となるきわめて重症の熱傷患者も存在する。予後不良であり、この判定基準に適合しそうな患者を特定するために、「熱傷指数」（患者の年齢と熱傷面積（％）の合計）を使用することができる。熱傷指数が100を超える患者はT4（待機）と判定され、熱傷ユニットへの搬送は不適応となる場合がある。そのほかにも、熱傷では既往症および気道合併症も予後不良を示すマーカーであるが、定量化が困難である。

重症熱傷患者はケアのための専門スキルを有する施設で管理される。そのためには長距離搬送を余儀なくされる場合がある。国境を越えた熱傷ユニットへの搬送が必要となる可能性もある。

■ まとめ ■

- 熱傷患者には専門家による評価および管理が必要である。
- 熱傷ユニットの収容能力は非常に限られており、患者の分散は非常に広範囲になることが多い。
- 熱傷患者の評価および管理を支援するために、地域の連携熱傷受入ユニットによって決定された救急部に熱傷評価チームが派遣され、専門的な評価に関する情報を連携ユニットに提供する。
- 軽症熱傷患者への対応は地域で行われる。生存の見込みがない重症熱傷患者は最初の受入施設で緩和ケアが施されることもある。

21章 マスギャザリング

本章を読んだあとに、次の質問に答えられるようになる。
- マスギャザリングとは何か？
- マスギャザリングの事前計画策定は大事故災害時の対応にどのように役に立つのか？

はじめに

マスギャザリングは特有の問題を持ち合わせているが、幸いなことに、適切な計画策定が行われれば、大部分の問題には先手を打つことが出来る。一般的な原則に従って対応は計画され、さらに、個別リスクを特定し、それに対する計画を策定する。災害がマスギャザリングで発生する場合の主な相違点は、大事故災害時の基本的なマネジメント体制が災害前に整備されている場合が多いことである。従って、災害のごく初期段階で対応を調整する上級意思決定者が存在する。

キーポイント
マスギャザリング災害は計画しうる大事故災害とみなすことができる。

■ マスギャザリングとは？ ■

マスギャザリングは世界中でさまざまに定義されている。イギリスやアメリカでは、1,000人以上の群衆が集まることをマスギャザリングという。このような数の人々が関与するイベントのほとんどはあらかじめ想定され、準備され、事前にいくつかの重要な決定を行うことができる（図21.1）。この規模の集まりの一部は予告時間が短すぎて、事前の計画策定がないままに発生することがある。このような事案への対応は一般的な原則に従う。

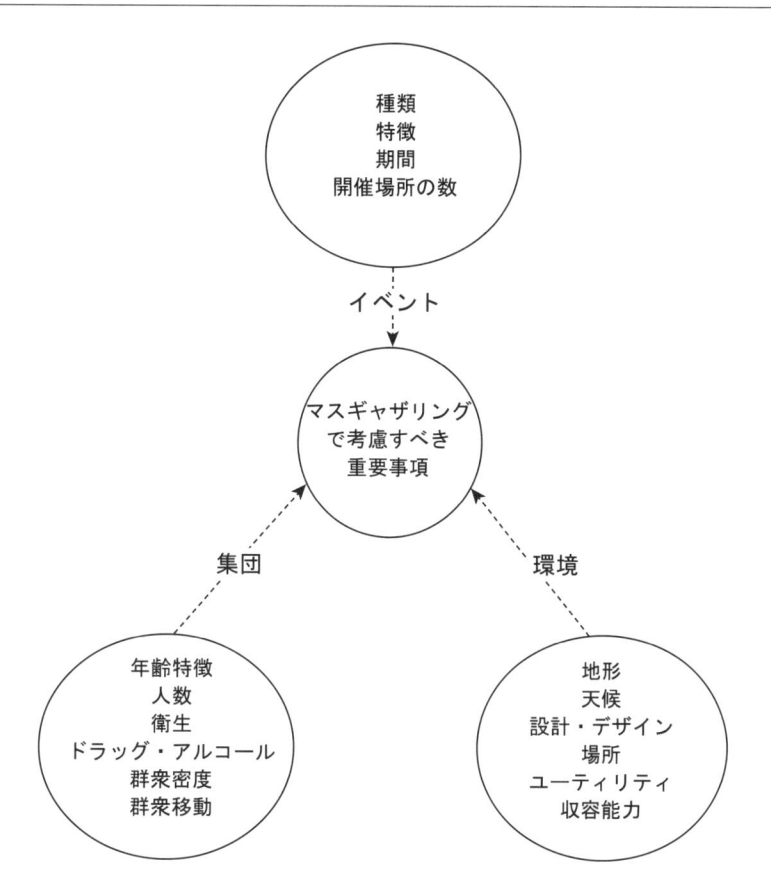

図 21.1　マスギャザリングイベントの計画策定時に考慮すべきリスク因子

● イベント

　競技場を拠点として行われるスポーツイベントは比較的狭い場所に大勢の人が集まるのに対し、他のスポーツイベントでは観客がより広く分散されることがある。宗教行事は開催場所におびただしい数の人々が集まり、たとえば、Hajj（ハジ：メッカ巡礼祭）では毎年 200 万人の巡礼者がメッカに集結する。政治的デモも珍しくなく、大都市で頻発し、大勢の人が関与する。

　多くのマスギャザリングイベントはわずか数時間で終了するが、その一方で長時間にわたるイベントもある（例、音楽祭、スポーツ大会）。

　明らかなテロのターゲットに対する警備を強化することで、ソフトターゲット（より攻撃しやすい標的）に対する攻撃の可能性が高まる。

● 環　境

　屋外イベントは天候に影響を受ける。天候は季節によっても大きく異なるし、世界の各地域によっても異なる。

　マスギャザリングイベントでは人々が移動することにより、外傷患者が発生する可能性が高まる。危険な時間帯は多くの人が同時に移動するイベント開始時、休憩時間および終了時である。人々が着席するイベントのほうが座席数で収容者数が決まるため、計画を策定しやすい。最近のスタジアムの設計では集団の規模が制限されているほどである。会場の設計によっては、緊急サービスのアクセスが困難になってしまうことがある。

● 集　団

予測される医療ニーズを判断する上で重要な因子はイベント参加者集団の特性である。例えば、音楽祭では若者が多く（飲酒が多く行われる可能性がある）、子供の観戦者が多いサッカーの試合もあるなど、イベントによって集団が異なる。

■ 準備と計画策定 ■

マスギャザリングイベントの主催者は、地域および国のガイドラインを参照し、確実に準拠する必要がある。イギリスでは、「Green Guide」に競技場内での群衆の収容および管理に関する指針が示されている。「Purple Guide」には、ポピュラー音楽のコンサートやフェスティバルなどの屋外イベント運営のための手段および手引きが提供されている。

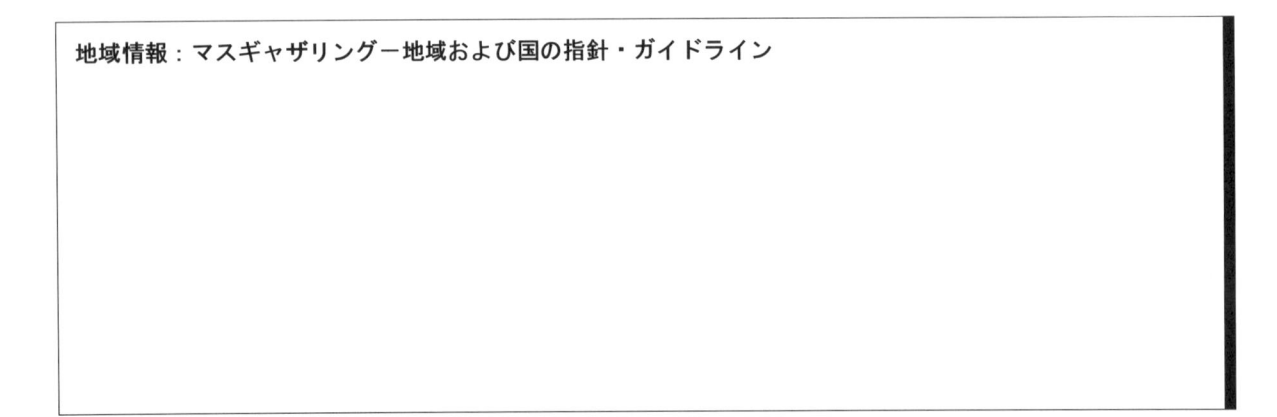

地域情報：マスギャザリングー地域および国の指針・ガイドライン

マスギャザリングの計画策定時にあらゆる不測の事態を予測することは当然不可能である。個々のリスクが特定される場合には、計画の修正を行うことができる。提案される対応には、周辺地域の環境に関する知識を有し、過去の類似のイベント経験がある関係者を参加させる。計画された災害への対応では、既存の緊急サービスの階層構造を使用し、関連した経験を有する人材に大事故災害時の役割を割り当てなければならない。役割分担はイベント開始前のブリーフィングで行われ、これにより職員は観客が到着する前に各自の役割を把握しておくことができる。各緊急サービスの上級職員が立ち会う場合には、イベント開催中、常に連絡をとり続ける。

■ 訓　練 ■

マスギャザリングイベントの開催前に人員配置を行っても、起こりうる事態への対応能力がその人員になければほとんど価値がない。調整がついた対応を確実に行うためには実地演習が有用である。紙上および机上演習もその強化に役立つ。

■ まとめ ■

- マスギャザリングイベントでの大事故災害対応を準備するためには、相当量の計画策定が必要となる。また、この計画策定の内容は法律で規定されている場合がある。
- 他の大事故災害対応とは異なり、イベント開催に先立って現場の設定と対応について熟慮することができる。
- マスギャザリングイベントでのマネジメント体制は、イベント前に多くは整備されており、発生する災害への迅速対応の確実性を高めるものとなる。

22章　自然災害

本章を読んだあとに、次の質問に答えられるようになる。
- 自然災害とは何か？
- 一般的な自然災害の種類とは何か？
- 自然災害の頻度と深刻さに対して人間が及ぼす影響とは何か？
- なぜ自然災害対策計画の策定が必要なのか？
- 自然災害の減災技術とは何か？

はじめに

自然災害は破壊的なものが多く、過去の記録によれば膨大な人命の損失と数えきれないほどの負傷者をもたらし、何百万人もの家を奪った。自然災害はさまざまな種類のものに分類することができる（表22.1）。

表22.1：自然災害の分類

地質	気象	生物
地震	サイクロン、ハリケーンおよび台風	インフルエンザおよびその他パンデミック
津波	洪水	飢餓
火山噴火	火災	害虫・有害生物
地滑りおよび雪崩	熱波	

本章では、各種の自然災害（生物災害を除く）についてメカニズムを考察し、該当する場合には減災および対応についても言及する。

人間の自然に対する影響力が高まるにつれて、自然災害の発生件数は増加することが予想される。ただひとつの自然災害が人類の脅威となるかもしれないというおそれは常に存在する。テキストによっては、これを巨大災害（mega-disaster）と呼んでいる。たとえば、6500万年前の白亜紀の終わり（そして、地球上のその他多くの生物の中でも恐竜の絶滅）など、この種の災害の形跡も存在する。

■ 地質学的災害 ■

● 地震

表22.2に示すように、時代を超えて地震による甚大な数の死傷者が出ている。

表 22.2：地震の発生地域、発生年および死者数

地域	発生年	死者／負傷者数（人）
中国・陝西	1556	死者 830,000
ポルトガル・リスボン	1755	死者 60,000〜100,000
トルコ・イズミット	1999	死者 17,100
イラン・バム	2003	死者 31,000
パキスタン北部・カシミール	2005	死者 90,000、負傷者 110,000
インドネシア・ジョクジャカルタ	2006	死者 6200、負傷者 46,000
中国・陝西	2008	死者 65,000

救援に関する専門的知識が急速に発展しつつある。飛躍的な進歩としては、ベーシックシェルター、テント、寝具などの大量必需品の備蓄が挙げられる。特殊な訓練と装備を施した都市型捜索救助（USAR: Urban Search and Rescue）隊が、地震発生数日後の瓦礫の中から生存被災者を発見し、救出するエキスパートになっている。

● 津　波

津波（日本語の津（harbour）と波（wave）に由来する）とは、通常、地震、火山噴火（例、インドネシアのクラカタウ火山、1883年）、地滑り、燃え残りの隕石衝突などによる海底の急激な変動によって生じる高波のことである。2004年12月26日に発生した壊滅的な津波は、スマトラ島北部／アチェ州、マレーシア、タイ、ミャンマー、スリランカおよびモルジブ、さらには遠くマダガスカルや東アフリカ沿岸にまで及ぶものであった。最終的な死亡者数は300,000人を超えると推定された。

津波減災技術として、津波の被害を受けやすい地域の町や村における警報とサイレンシステムを組み合わせた早期警戒システムがある。マングローブを感潮帯に再植林する大プロジェクトが、特に都市周辺で現在進行中である。

● 火山噴火

火山噴火は穏やかなものから爆発的で壊滅的なものまでさまざまである。インドネシア・スンワバ島のタンボラ山では1815年に92,000人の犠牲者を出すなど、いくつかの大噴火では莫大な数の住民の命が奪われた。

火山噴火に対する減災技術は、噴火が差し迫っていることを科学者に警告するための地震活動センサーおよび地動センサー、衛星画像、熱モニタリングなどに委ねられている。

● 地滑り／雪崩

地滑りは土壌／泥や岩が大量に移動する現象であり、豪雨、地震、火山噴火により誘発されることが多い。その一つの例が1966年にウェールズのアバファンで起きたボタ山崩れであり、学童116人を含む144人が生き埋めとなった。

あらゆる種類の雪崩および地滑りに対する減災計画は、特に降水量（雨または雪）の多い急傾斜地の建築規制を軸として展開されている。町の建築規約と町や道路周囲の地滑りや雪崩の進行方向を変える誘導防壁や屋根が安全に貢献している。世界各地で植林が雪崩や土砂崩れ／泥流の防止に役立っている。地域によっては、早期警告が行われ、崩壊の危険性の高い地域からの避難が可能となっている。

■ 気象災害 ■

● ハリケーン／サイクロン／台風

これは時速 63 km 以上の持続的な風をもたらすのに十分な強さをもつ熱帯低気圧により引き起こされる。このような暴風雨は発生する地域によって呼名が異なり、インド洋、南太平洋または南大西洋ではサイクロン、その他のアジアでは台風、アメリカおよびカリブ海諸国ではハリケーンと呼ばれている。いずれも 27℃（81°F）以上の海面温度を必要とし、科学者によれば、海面温度の上昇に伴ってこうした暴風雨の発生率、範囲および勢力も増大すると考えられている。風速により暴風雨ごとのカテゴリー番号が決定される。

熱帯性暴風雨は、世界中で最貧地域と最も人口が多い地域の一部で発生する。2008 年 5 月、カテゴリー4 のサイクロン・ナルギスがミャンマーを直撃した。実際の被災者数は依然として不明であるが、10 万～30 万人と言われている。サイクロンはすさまじい暴風と洪水を引き起こす豪雨に加え、強風で海水が沿岸に吹き寄せられ、高潮を引き起こす。2005 年 8 月のハリケーン・カトリーナはカテゴリー3 の暴風でそれ相応の被害をもたらしただけでなく、8～10 メートル（27～34 フィート）の高潮により、ニューオリンズでは市街地の 8 割をカバーする海岸堤防が決壊し、周辺のいくつかの町が壊滅した。公式記録によると、死者 1,836 人、行方不明者 705 人であった。

減災計画は、気象局により運営される早期警戒システムとニューオリンズのような低平地を守るための工学設計という形をとる。毎年、サイクロンが到来するシーズン前からシーズン中にかけて、個人用のサイクロンシェルターや数日分の食料等の非常用品の必要性について一般市民向けの教育が放送される。

サイクロンおよびハリケーンの進路追跡により、政府は上陸の数日前から脅威と避難の必要性を評価することができる。財源のある先進国ではこのようなあらゆる減災技術が導入されているが、バングラデシュ、インドおよびカリブ海諸国の各地域にはそのような警戒システムや建築規約がなく、熱帯低気圧は依然として高い脅威である。

● 洪　水

洪水は大量の水により陸地が浸水することであり（表 22.3）、豪雨の結果発生することもあれば、高潮によるものもある（前項参照）。

表 22.3：洪水の発生地域、発生年および死者数

国・地域	発生年	死者／負傷者数（人）
米国・テキサス州・ガルベストン	1900	死者 8,000
中国・長江	1931	死者 400,000

● 火　災

草地や森林で発生する森林火災は手に負えない勢いで燃え広がり、人々の集落や財産に多大な脅威を与える。また、都市部においても、火災の「監視」や消火活動が行われているにもかかわらず、火災が制御不能になることがある。1666 年のロンドン大火は市内の 8 割が焼失し、東京の火災（1923 年の壊滅的被害をもたらした関東大震災による大火）では 143,000 人という多数の死者を出した。2003 年にオーストラリア・キャンベラで起きた山火事や 2005 年のカリフォルニア州の山火事は、資産と植生に深刻な被害をもたらし死者も発生した。

森林火災の制御および減災技術として、特に農村部と都市部との境界地域では、バックバーニングや、高温乾燥状態に到達する前に燃えやすいもの（枯れた草木など）を確実に制御することが挙げら

れる。都市環境における減災技術として、世界各国のほぼすべての市町村で煙探知器、消火システム、効果的な消火活動サービスなどが採用されている。

訳者注：バックバーニング（back burning）＝大きな山火事が防ぐために、山の落ち葉などを定期的に燃やすこと。

● 熱　波

　熱波とは、非常に暑い天候の長期間の持続、と定義されている。温度に関して広く合意の得られた定義はないものの、連続して数日間にわたり、その地域の平常気温を超えるかどうかによって決まることが多い。米国では、ハリケーン、竜巻、雷、洪水などが複合的に発生する災害よりも熱波のほうが多くの犠牲者を出している。1980年にニューヨークを襲った熱波では1,600人が死亡し、欧州では2003年8月に発生した熱波で35,000人が死亡したとされる。

　乳幼児と高齢者は特に危険にさらされている。都市部では、道路や建物などの固定構造物による熱吸収を原因とした「ヒートアイランド現象」と呼ばれる現象が現れる。近年、公園や熱を逃がす建物を利用したこの現象の緩和が都市計画に組み込まれるようになってきた。停電の回避が救命に寄与する。緊急用の「クーリングセンター」のような施設は特に自宅に冷房設備をもたない高齢者に役立つと考えられる。

■ まとめ ■

- 有史以来、いくつもの自然災害が人間の身に降りかかってきた。気候変動や世界人口の増加によって今後も確実に増えていくであろう。
- 特に資源の豊富な国では自然災害の減災対策が大きく進歩した。
- 工学技術や建築規約、早期警戒システムや避難体制、さらには一般市民教育や備品備蓄という形での計画策定が効果的であることはすでに証明されている。
- 長期的にみて、減災技術および計画策定は自然災害後の対応や復興に比べればずっと経済的で効果的である。
- 一度大惨事が起これば、災害援助隊よりも、地域の脅威を緩和するためにその地域に関連した効果的なプロジェクトを計画策定することが、富裕国から貧困国に至るまで費用対効果の高い方法であることがわかる。
- 対応はニーズに応じて行う必要がある。

23章 非代償性大事故災害

本章を読んだあとに、次の質問に答えられるようになる。
- 非代償性大事故災害とは何か？
- 災害が非代償性となるのに寄与する因子とは何か？
- 非代償性大事故災害では、応急処置の目的がどのように変わるか？

はじめに

　非代償性事故災害は、大事故災害への対応に動員される医療資源が傷病者数に対処するのに十分でないとき、すなわち、「負荷が能力を超えている」ときに起こる。ほとんどの非代償性大事故災害は洪水や地震などの**自然**現象によるものであり、また複合的である。時として、**人為**災害も医療処置を求める傷病者による負荷が保健体制の能力を超えるほどの規模となりうる。非代償性の人為災害の一例が1984年12月3日にインド、ボパールで発生したイソシアン酸メチルのタンクのバルブ破裂であり、これにより毒性のある雲が発生し、推定8,000人が死亡し、170,000人が身体に傷跡や障害を残すこととなった。

> **キーポイント**
> 非代償性災害では、生存傷病者による負荷がシステムの能力を超えている

　大事故災害時の患者数に対応する保健システムの能力は国によって異なり、国内でも地域差がある。ロンドン中心部で爆弾が爆発し、200人の生存傷病者が出たときには代償性の大事故災害であると考えられるが、ソマリアのモガディシュで同じ事故が起きたときには非代償性となる可能性がある。同様に、人里離れたスコットランド高地やオーストラリア奥地で20人の傷病者を出す大事故災害は何時間にもわたり非代償性災害として続き、罹患率および死亡率が高まる可能性がある。大事故災害は初めは非代償性であり、その後、傷病者を処置するためのさらなる資源の動員に伴って代償性になると考えられる。

> **キーポイント**
> 大事故災害は初めは非代償性であり、その後、傷病者を処置するためのさらなる資源の動員に伴って代償性になる

■ 災害が非代償性となるための寄与因子 ■

同じ傷病者数では、災害が代償性となるかそれとも非代償性となるかを決定するのは、大事故災害時に対応する保健システムの能力である。医療需要の急激な増加に対応する能力（surge capacity）に関する計画策定の欠如、資源の欠如またはそれらの複合的要因がある場合には、保健対応能力は低下し、非代償性災害となる可能性が高い。

● 需要急増への対応能力に関する計画策定

歴史的にみて、大事故災害対応計画は近年の大事故災害発生時に判明した欠陥を踏まえて発展してきた。より戦略的な計画策定への優先的な資金供給が増えている。この計画策定には、リスクアセスメント（地元、地域および国レベル）と起こりうる災害のニーズに応じた複数機関による統合計画の作成が必要である。大事故災害対応計画の策定は、近年起きた「凄惨な」テロ事件のために、世界の多くの地域で政治的優先事項となっている。

大事故災害対応計画の策定は、大事故災害に地域資源を集中させ、災害用備蓄を利用し、他の機関の資源を利用し、さらには日常運用に属さない新たな資源を投入することにより、災害発生時に利用可能な資源を大いに強化することができる。より大規模な災害では、地域、国家、さらには国際的資源の動員が必要となると考えられる。関係各機関で取り決められた協定として明文化され、訓練された計画が不可欠であり、これにより対応時にすべての関係者がそれぞれの役割と責任を認識することになる。

大事故災害対応計画では、日常業務における能力の何倍にもなる可能性があるシステムの「需要急増への対応能力（surge capacity）」を整備する（Box 23.1）。昨今の保健サービス環境では、病院は90～100%の病床利用率で稼動しており、「ジャストインタイム」の供給システムを行っていることが多く、そのような場合、大事故災害時に多数傷病者を抱える保健システムに「余裕」はほとんどない。

Box 23.1：保健システムにおける需要急増への対応能力の構築

指揮と統制	• 機関間および機関内での協定や明文化されたプロトコール • わずか数名の人員ではなく、幅広い予備要員を招集できるように、権限委譲に関する計画を指揮系統に組み込む
情報伝達	• 独立した「医療用」無線網を構築したり、救急無線網と接続するために追加の通話器（ハンドセット）を設置したりする。 • 衛星電話を配置する。 • テロ事件により移動電話網が遮断された場合のために、保護された携帯電話ハンドセットを所持する。
治療	• 装備／消耗品：災害用備蓄または「ポッド」 • ベッドスペース：迅速な退院・転院；ステップダウンベッドを購入する（地元ホテルなど）；現地および地域の病院間で負担を分担する；全国的なネットワークを通じて専門医療施設（例、熱傷治療室、集中治療室）の業務量を分担する。 • 人員配置：人員確保のために地域のスタッフを取り込む；医学生を「伝令（runner）」として用いる；一般開業医や引退した医師に依頼する。
搬送	• その地域の救急車を使う。 • 民間の自動車やバスを使う。 • 搬送に軍の装備を使う。

効果的な計画策定がなされなければ、資源をしかるべき時期に適材適所に利用することができないため、理論上は明らかに地元の保健システムの能力の範囲内であるような小規模の災害ですら非代償性になりうる。傷病者による負荷が大きくなればなるほど、それだけ資源動員の必要性が増大し、あらゆるレベルでの効果的な計画策定の必要性が高まる。

● 固定資源

　固定資源（例、病床、手術室、スタッフ、救急車、ヘリコプター、通信、道路、警察、消防）とは、多くはその地域に固定されているものである。存在する資源は経済規模と人口によって決まる。そのため、同じ傷病者数でも、貧困国や遠隔地では非代償性大事故災害に見舞われる可能性が高い。

● 複合的要因

　複合災害とは、大事故災害時の対応に必要なインフラストラクチャーが対応時点で被害を受けている場合をいう。複合的要因により資源が奪われ、計画が実行できず（すなわち、保健システムの大事故災害対応能力が低下する）、そのために負荷が能力を超える可能性が高まる。災害の複合的要因はシステムの一部に限定されるかあるいは全体および、地域社会のインフラストラクチャーの全部または大部分に影響を及ぼしうる。このような要因を表 23.1 にまとめる。

表 23.1：大事故災害における複合的要因

複合的要因	具体例
輸送の被害	洪水、地震、悪天候（航空機飛行不可）、テロのターゲット
病院の被害	洪水、地震、悪天候（例、サイクロン）、予備電源をもたない病院への電力供給停止、テロのターゲット
通信の被害	不安に駆られた市民による携帯電話回線の過負荷状態、設備故障、衛星電話の使用を妨げる気象条件、テロのターゲット
広域インフラストラクチャーの被害	自然災害、戦争、社会不安、大規模な人為災害

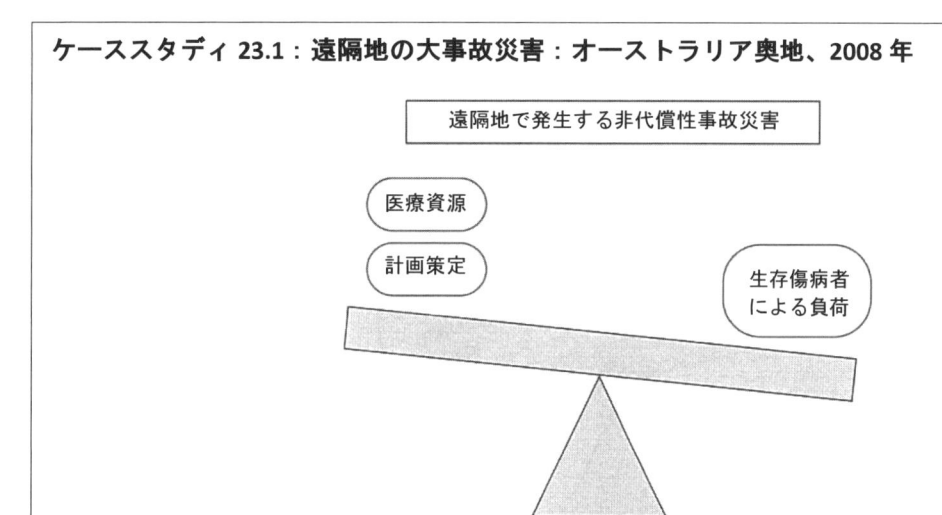

ケーススタディ 23.1：遠隔地の大事故災害：オーストラリア奥地、2008 年

　オーストラリア奥地において、夜間、最寄りの病院から 300 km、最寄りの滑走路から 10 km、そして唯一の地元保健施設から 30 km 離れた場所の未舗装道路で 1 台の車両が横転した。地域の医療資源は遠隔地の診療所にいる看護師 1 人、先住民のヘルスワーカー 1 人、四輪駆動救急車 1 台、衛星電話 1 台、多少の医療用品であった。そのほかには警察官 1 人と警察車両 1 台であった。衝突事故から約 2 時間後、看護師が衛星電話で救助業務調整員に通報し、通話はさらに当直の救急医に取り次がれた。衛星電話の受信状態は雲がかかっていたために途切れがちであったが、最終的に伝えられた情報によれば、乗客は 17 人、1 人が死亡（乳児）、1 人が意識不明、「多数」が重傷を負っ

ていた。この情報に基づき、同地域で大事故災害宣言が発令され、固定翼機2機（それぞれストレッチャー2台収容可能）、医師2人、看護師2人および航空救助用大事故災害備蓄が救急車とパラメディック隊員1人とともに派遣、急送された。また、病院スタッフによる待機配備体制がとられた。事故から約4時間後に先着医療チームが現場に到着した。医療チームが到着する前に患者数人が脊椎固定を受けたが、カラーを使い果たした。患者の大部分に鎮痛処置が施され、利用可能な輸液は低血圧患者にすべて使用され、木の枝を用いて副子固定が行われた。意識不明の患者は回復体位にし、他の傷病者に集中することとした。初動対応者は負傷者の世話をしなければならなかったうえに、滑走路灯点灯や到着した医療チームや患者を航空機から、または航空機へ移動する必要があった（それぞれ現場から往復1時間を要した）。また、初動対応者は死傷者全員と面識があり、なかには血縁者もいた。医療チームの到着後、負傷者にMIMMSソート（選別トリアージ）が行われた。1人に現場で人工換気が行われ（硬膜下血腫）、1人にO型RHマイナス輸血が行われた（脾裂傷および骨盤骨折）。さらに全例に鎮痛処置と応急処置が施された（6例が股関節脱臼）。衛星電話リンクが再び確立され、全負傷者と到着時刻のリストを送信することができた。その結果、受入病院は対応を順次縮小することができ、これによりスタッフに不必要な疲労を与えることはなかった。

学習ポイント：災害は初めは非代償性であった。衛星通信不良という軽微な複合的要因は対応の支障にはならなかった。意識不明患者では、資源不足のために治療の目標が変更された。災害は追加資源が現場に到着すると代償性になった。

ケーススタディ 23.2：人為的な大事故災害：バリ爆弾テロ事件、2002年

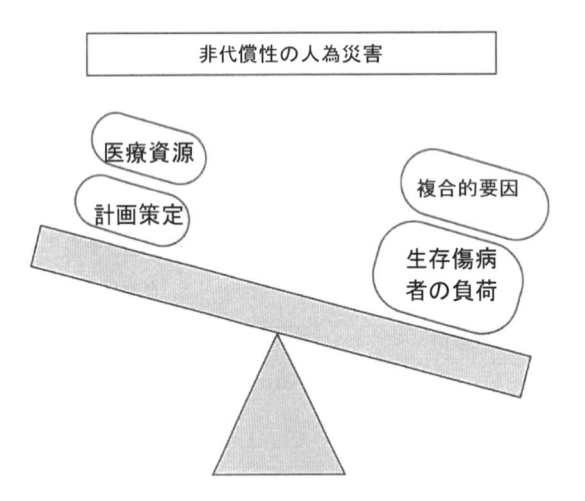

バリのナイトクラブで発生した爆弾テロで202人が死亡し、そのうちの88人がオーストラリア人であった。150人以上が重傷を負い、多くの負傷者がまたオーストラリア人であった。信頼できる現場評価が行われなかったために、傷病者規模に関する情報をほとんど把握できない状況にあったが、オーストラリア政府は軍のハーキュリーズ航空機で直近のオーストラリアの病院から医療チームを派遣し、最重症者の救助にあたらせた。重症患者62人（爆傷や熱傷）はロイヤル・ダーウィン病院（バリに最も近いオーストラリアの病院）に収容され、爆破から48時間後に最後の患者が到着した。現場評価が行われなかったため、救助チームはいくつかの資器材（例、焼痂切開施行用の十分な数の滅菌メス）を携行していなかった。バリではほとんどの医療用品が底を突き、患者

は包帯を巻かれた状態であったが、輸液用具も枯渇しており、輸液蘇生は行われなかった。多くの患者が緊急の手術を待っていた。ロイヤル・ダーウィン病院は1,600人の現地スタッフを動員し、州を超えた熱傷チームを編成して航空機で派遣した。空港から病院へ患者を搬送する救急車が地域の各地から（750 km離れたところからも）結集した。負傷者は蘇生され（多くは熱傷に対する標準的な輸液蘇生の開始時に人工呼吸を要した）、「救命」と根治手術の両者が行われた。オーストラリアの熱傷計画が始動され、重度の熱傷を負った患者40人がダーウィン到着から48時間以内に大陸全土の主要熱傷センターに航空機で搬送された。オーストラリア人軽症者500人は各自自宅に戻り、オーストラリア内の地元病院で治療を受けたとされている。

学習ポイント：大事故災害はバリでは非代償性であった。この災害（オーストラリア人傷病者にとって）は最初の爆発から1〜2日後、オーストラリアに到着した時点で代償性になった。地域および国家計画が発動され、国中の資源が動員された。ゴールドコマンドはオーストラリア政府であった。

ケーススタディ23.3：自然大事故災害：ハリケーン「ミッチ」、ホンジュラス、1998年

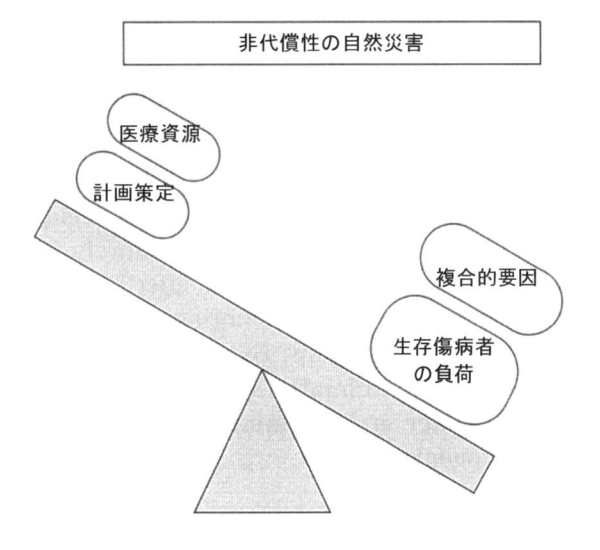

[図：非代償性の自然災害 — 天秤図。左側に「医療資源」「計画策定」、右側に「複合的要因」「生存傷病者の負荷」が描かれ、右側に傾いている]

ミッチは当初、カテゴリー5のハリケーン（最大風速は時速290 kmであり、さらに強い突風も観測された）として、1998年10月にホンジュラス、ニカラグア、エルサルバドル、グアテマラおよびベリーズを襲来した。死者は10,000人と推定され、恐らくさらに10,000人の行方不明者があるとみられた。最も被害が大きかったのがホンジュラスであり、洪水や泥流のために25の町が破壊され、国の農作物の7割と道路、橋の大半が壊滅した。無数の人々が難民となり、それから十余年にわたっても大勢の人々がいまだに故郷へ戻れないでいた。再建は1998年当時レベルのインフラストラクチャーを実現するのにさらに10年を要し、ハリケーンが経済発展を40〜50年遅らせたといわれている。その間には別の自然災害が発生する可能性もある。

学習ポイント：これは「大惨事（catastrophe）」と称するにふさわしい自然災害である。この複合災害は周辺諸国のインフラストラクチャーを壊滅させ、傷病者に対する治療の点で決して代償性とはならず、10年経過後も人々の生活に影響を及ぼし、この状況はこの先も長く続くものと思われる。

■ 非代償性災害への対応：治療の目標を変える ■

　大事故災害の「ビッグバン」後には、負傷者にとってほとんど何もなされていないようにみえる時期が必ず存在する。これは対応の開始から負傷者を救助するための資源がしかるべき場所に到着するまでのタイムラグである。多数傷病者、複合的要因および資源不足（災害現場が遠く離れている場合など）は、災害時に傷病者の救助や、傷病者からの協力を大幅に遅らせる可能性がある。すなわち、この間の災害は非代償性である。地元から地域、さらに国へと大事故災害対応を段階的に拡大することにより、最終的に災害を代償性にするのにふさわしい十分な資源を生むことができる。この期間は数時間から数日間続くと考えられ、災害が最終的に代償性にならないこともある。

　災害の非代償期では、「最大多数に最善を尽くす」ことを実現するために治療の目標を変えなければならないことがあるが、傷病者への医療提供は引き続き可能である。現場および病院で患者の「expectant（待機）」カテゴリーが使用される場合があり、より望ましい状況でこの患者に救命処置が施されることになる。たとえば、救命のための外科処置の方針が四肢再建から四肢切断に変わることがある。呼吸器ウイルスパンデミックでは、侵襲的換気補助の実施が最も生存の可能性が高い患者（例、若年層や併存疾患のない者）に割り当てられる可能性がある。災害時の応急処置の目的を変更する決定は対応可能な最上位レベルで行われる。遠隔地の災害では、現場に参集した最上位の医師となることがあるが（ゴールドコマンドレベルと連絡をとれない場合）、ほとんどの非代償性災害では、決定はゴールドコマンドレベルで行われる。

> **キーポイント**
> 非代償性の大事故災害では、治療の目標を変えなければならないことがある
> この決定はゴールドコマンドレベルで行われる

　地域全体を巻き込む複合かつ非代償性災害（例、津波、地震、サイクロン）では、医療対応は通常、大半が地域外から派遣され、効果的な対応を行うのに十分な規模の数が到着するまでに数日から数週間を要することがある。このような状況では、比較的小規模の事案において治療の目標が変更されるのとほぼ同じように、政府機関および非政府組織は目的に優先順位をつける必要がある。優先権はもはや負傷者にはなく（多数はすでに死んでいると考えられる）、むしろ負傷していない生存者を優先すべきであり、支援は安全な水、安全な衛生設備、食糧支給、避難所および防疫に向けられる（「最大多数に最善を尽くす」を実現するために）。

■ まとめ ■

- 非代償性の大事故災害では、医療処置を求める生存傷病者による負荷がシステムの能力を超えている。
- 大事故災害は初めは非代償性であり、その後、傷病者を治療するためのさらなる資源の動員に伴って代償性になると考えられる。
- 利用可能な資源、計画策定および複合的要因が大事故災害時の保健システムの対応能力に影響する。
- 非代償性の大事故災害では、治療の目標を変えなければならないことがある。この決定はゴールドコマンドレベルで行われる。

PART VII
付録

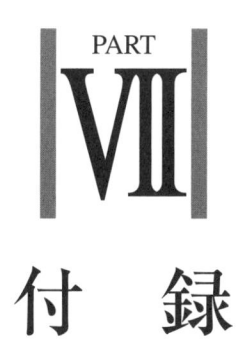

付録A　大事故災害の心理学的側面

はじめに

この付録では、災害が救助者と被災者の両者にもたらす心理学的影響について考察する。以下の3つの段階にわけて説明する。
- 発災直後の影響
- 早期の影響
- 晩期の影響

大事故災害後には、負傷者、負傷していない生存者、さらには救助活動に従事した者に心理学的問題がよく認められる。身体に傷を負った人たちよりもはるかに多くの人々が心理学的障害を抱えているものと予想される。ここでは発災直後、早期および晩期の問題という観点から心理学的側面を考察していく。

> **キーポイント**
> 心理学的問題は多くの人々に認められる。負傷者にも、負傷していない生存者にも、そして救助者にも起こる

■ 発災直後 ■

最初のうちは、負傷者も負傷していない人も不安に陥り、自分が怪我をしたり危うく死を免れたことに動揺していると考えられる。また、このような人々は友人や親族が亡くなり負傷し、行方がわからないことに動揺しているかもしれない。

救助者がこのような状況に打ちのめされることはまれである。それは、彼らが調整の上で命令された対応に参加し、災害が発生する前から重症外傷例を目にしているからである。とはいえ、各指揮官は部下のストレスや疲労の徴候に注意を払い、症状のみられる者を現場から撤退させる準備を整えておく必要がある。

■ 早期 ■

生存者は友人や肉親の死を経験することで自分が生きていることに罪悪感を覚えることもあれば、身内の死や怪我を自分のせいにすることもある。「もし、あの日、私がマドリッドに行きたいと思わなければ・・・」というように。同様に、負傷した人も犯人とおぼしき相手に怒りや憤りを感じているかもしれない。そのような感情を事前に察知し、援助する必要がある。経過観察は特に困難である。たとえば、国内のある地域で交通災害に遭い無傷であった人が、退院し自宅へ戻った後、そのような感情にひとりで苛まれる可能性もある。

日頃、個々人の苦しみに取り組んでいる保健サービスのスタッフが、人災の規模に圧倒されることもある。反応を示さない人などいないが、特に若いスタッフは傷つきやすい。

適切な資源を用いて、すべての被災者を支援するための取り組みが行われなければならない。

> **地域情報：支援とカウンセリング**

「警戒態勢の解除」が発令されれば、管理職にある者は部下のために簡潔なデブリーフィングを開きたいと考えるかもしれない。しかし、もっと重要なことは、直後、ならびに事態を熟考する機会に、相互支援の場を設けることである。オープンなディスカッションを促進すべきである。

救急サービスは、各隊員がオペレーションエリアの全域や近隣の救急サービスから出動している場合があるため、事故災害が終了したのちに合同のデブリーフィングセッションを持つのが難しいこともある。したがって、すべての隊員と連絡をとり、「ピアサポート」を通じた支援の提供を実現するとともに、労働衛生システムの整備を図ることが不可欠である。

> **キーポイント**
> 問題を予測し、適切かつ早めの相互支援を通じて問題を回避する

強制的なデブリーフィングは効果がなく、最悪の場合、その後の問題を悪化させる可能性がある。

■ 晩　期 ■

被災者のなかには、**心的外傷後ストレス障害（PTSD）**の症状に苦しむ人もいる。こうした症状は災害後何年にもわたり持続することがある。警告徴候としては、不快なフラッシュバックや悪夢、作業能力の低下、不安、抑鬱状態、関連性のある事象への恐怖心（列車事故後に列車で旅行するときなど）が挙げられる。正式な精神医学的援助が必要となることもある。

さらに、災害への対応に直接参加しなかったスタッフが力不足を感じ、自分は全く役に立てていないという気持ちから心理学的問題を抱えていることがある。同様に、このようなスタッフの観察にも配慮する必要がある。

付録B　メディア

はじめに

　時としてメディアが大事故災害指揮官の役に立つことがある。たとえば、非番スタッフへの連絡や献血者への呼びかけに地元のラジオやテレビ放送を利用することができる。しかし、一般的に、メディアは邪魔者扱いされている。多数の新聞記者、ラジオ・テレビの放送記者が、どんな大災害の現場にもごく短時間で駆けつけてくるのはいまや普通のことである。最初のうちは、おそらく地元の記者であろうが、国内外の関心が集まることを想定しておかなければならない。災害を報道するための適切なアクセス権をメディアに与えながら、しっかりと管理することが必要である。

■ 現場での対応 ■

　メディア対応は警察が担当する。メディアは報道の機会が与えられ、写真や映像を入手する機会に恵まれ、重要人物に取材ができることを期待する。管理されなければ、犯行現場を荒らし、緊急サービスの活動を妨害し、負傷者の尊厳を侵害するおそれがある。過剰に規制すれば、記事の締め切りに間に合わせるために、倫理に反する方法で必要な情報を得ようとする可能性がある。ただし、きちんと敬意を払いながら、定期的な情報提供を行い、上級職員とのインタビュー、写真撮影の機会を与えることで報道を管理することができる。

　メディアを管理下に置きつつ良好な関係を保つための重要な要素を Box B.1 に示す。

Box B.1：効果的なメディア対応の必要条件
- メディアの集合場所を設置する
- 現場へ立ち入りを制限する
- メディア連絡担当官を配置する
- メディアセンターの開設を検討する
- テレビ／ラジオの速報に合わせて定期的な情報更新を行う
- 公平に対応することを厳守する
- 広範な災害では広報責任者を配置する

　現場に集まる報道陣に対しては、外側警戒線の外側に集合場所を設置する必要がある。これにより、現場に出入りするすべての人員の統制を維持することができる。現場へのメディアの**立ち入り**が許可される場合、個人を明確に特定するためのパスが発行される。安全と治安の確保のため、ごく限られた人数のみにこの特権が付与されるものと考えられ、メディアに対して各社の代表を選出すること（たとえば、テレビ・クルー、新聞記者、ラジオ・クルー、カメラマン等を選ぶこと－いわゆる「メディアプール（代表取材）」）を許可する必要がある。特定の報道陣を優遇すると、目撃者の信頼性や現場の治安を無視し、あらゆる手段を講じて情報を入手しようとするその他の者の活動を助長することになるので賢明ではない。外部に報道関係車両のための駐車スペースを検討し、これにより大型車両が進入経路を妨げないようにする。航空写真の撮影ルールを早期に定め、必要であれば緊急飛行に制限を設ける。ヘリコプターがメディアによって使われることが多いが、ヘリコプターによる騒音や下

降気流は救助者の作業の妨げとなり、飛び散る破片から危険が発生し、法医学的証拠を破壊したり、変質させる可能性がある。

　各緊急サービスのメディア連絡担当官は一定の間隔で定期的に最新情報を提供し、これによりメディアが独自に取材するのではなく、この情報を待つように働きかける。救助活動の初期段階では災害の原因を十分に把握することができないため、原因に関する無思慮な推測は避け、救助の進行状況を説明することに専念することが重要である。

　このとき、1人の担当者を通じてすべての情報を管理すると効果的である。メディアには救急指揮官や医療指揮官を含む緊急サービス指揮官との短い会見の機会を提供する。自由質疑形式の会見ではなく、あらかじめ声明文を作成しておくほうが賢明である。Box B.2 に想定される質問の流れを、Box B.3 に記者会見の準備を行う際に用いるチェックリストを示す。医療指揮官はメディアによるアプローチへの対処方法を部下に説明しておく必要がある。（たとえば、推定被災者数死者数は確認されるまで発表してはならない。など）

Box B.2：想定される質疑の進行
- なにが起こったのか？
- 負傷者や死亡者の状況は？
- それについてどのような対応をとっているか？
　↓
- なぜ起きたのか？
　↓
- 責任の所在は？

Box B.3：テレビ・インタビューのためのチェックリスト

インタビュー前
- 目的を考える－自分が言いたいことは何か？
- 最初の質問内容を確認しておく
- 「会見終了」の合図を確認しておく
- 身だしなみをチェックしておく

インタビュー中
- 放送中であることを常に意識する
- カメラではなく、インタビューアーを正視する
- 業界用語を避け、悪態をつかない。そわそわしない。興奮しない。取り乱さない
- 自分自身を主張する：他人はすぐに批判したがる
- 負傷者／死亡者とその家族への哀悼の意を表す
- 救助隊員や自分の部下への称賛を表す

インタビュー後
- 放送が終了したことが明らかになるまで動かずにいる
- 準備した声明文のコピーを配布する

　大規模または長期化する災害では、**メディアセンター**の設置を検討する。警察および地方自治体がその設置を担当する。最初のうちは指揮車や近くの建物内に設置することができ、継続的な報道調整を行うための中心拠点となる。通信設備、ブリーフィングエリア、報道各社の最新の放送状況をモニターするためのエリア、場合によっては記者の宿泊設備なども備える必要がある。

広報責任者は円滑なメディア対応とメディアセンターの運営に大きな役割を果たす。計画段階で適任者を選任し、対応計画策定会議への出席を要請する。

■ 病院での対応 ■

初期の救助段階が終わると、往々にしてメディアの注目は現場から病院へと変わる。報道陣の集合場所や休息の場として利用され定期的に概要を伝えるための小規模なメディアセンターを、病院の経営陣は準備する。電話（病院の電話交換台を通さない直通電話）を用意する。現場での対応と同じく、主なニュース速報の30～60分前に会見を開くように時間の配慮をすれば、メディアからの理解が得られ、協力関係が推進される。

上級の医師および看護師は、弱者である患者やその身内、さらにはスタッフも執拗なインタビューの対象になりやすいことを認識し、患者保護や医療提供の支障となるようなインタビューを許可してはならない。個々の患者の状態または病院の大事故災害への対応に関する説明は、上級医師により行われるのが最善である。

付録C　記録（ログ）

はじめに

ほとんどの領域では、大事故災害に対応し、その場をマネジメントするための法的責任が緊急サービスにある。このため、事後に綿密な調査を受けることになり、あらゆる階層の災害指揮官がこのような責任を果たしたという証拠を提出できる状況になければならない。

組織はこのプロセスを支援するための適切な訓練および演習を確実に実施する責任を負う。

調査では、個人および彼らの所属する組織に次のような質問が行われる。

- あなたの役割は何ですか？
- その役割を担うために適切な訓練を受けましたか？
- あなたの判断や行動は妥当なものでしたか？
- 記録からこのことを確認できますか？

これを可能にするためには、指揮官は災害全体を通してリアルタイムに作成された記録が、確実に維持管理されるようにしなければならない。

■ 記録管理 ■

良い記録管理は偶然に生じるものではない。指揮官はそのためのしかるべき訓練を受けなければならない。

記録はBox C.1に示すような形式をとる。

Box C.1：記録管理
- 手書きの記録／方針記録
- 通信指令室記録
- 現場内外の音声記録
- 電子記録
- 証拠映像

記録には、事象の発生時刻、意思決定内容とその理由、その際にコンサルトした相手とその者のレベル、どのように決定が実行されたか、および決定の再検討の有無、決定が実行されたことの確認の有無を記載しなければならない。

意思決定の理論的根拠は評価される可能性がある。特に、再検討や評価の証拠、他の選択枝の検討、他者との協議、結果の考察、および実施の効果に関する見通しについて求められる。

● 手書きの記録

手書きの記録は指揮官による記録管理として最も一般的な形式である。事後調査で記録の不備を指摘されることがよくある。

> 「残念ながら、エッジウェア通りの爆発に対するロンドン救急サービスの対応を詳しく検討することはできない…**対応の記録が保管されていなかったからである。ロンドン救急サービスがわれわれに提出した**時系列表には AM 9:21 以降の**記載事項がなかった**…このように記録が保管されていないことは救急サービスに限ったことではない。また、ロンドン消防局も対応に関する情報が記録されていないことと、今後は記録管理を行う必要があることについてコメントしている。［太字の強調は引用者による］
> ロンドン市議会レポート、7 July Review Committee, 6 June 2006 より

計画の一環として、組織はこの記録作成を実施する部署を確実に立ち上げる必要がある。そのため、災害の早い段階から専任の記録作成者（loggist）を配置することが指揮官に求められる場合がある。

● 通信指令室記録

多くの国では、音声記録（最初の通話から災害終了時まで）が自動で行われている。大事故災害の指揮統制の記録は通信指令室員により別途行われることがある。

災害指揮官は災害に関する詳細な情報を記録するために、追加の通信指令室記録を作成することもできる。

● 音 声 記 録

音声記録は携帯用レコーダーを用いて通信指令室以外の環境で用いられる。これらの記録では音質を考慮する必要がある。主要な記録作成システムとして用いてはならない。

● 電 子 記 録

利用可能な資源に応じて、記録の詳細を電子入力する書記を配置することができる。信頼性のあるバックアップシステムが必要であり、データ保護の問題を考慮しなければならない。

● 証 拠 映 像

ビデオ情報が緊急サービス、メディアまたは一般市民により記録され、事後の証拠として提出されることがある。

キーポイント
事後に記録された情報は、リアルタイムに記録されたものと同等の価値はない

■ 事 後 ■

● 直 後

記録の原本は証拠として要求される場合があるため、業務上可能な限り速やかに、各組織によりすべての記録のコピーを作成する。

● 後 日

多くの場合、大事故災害はなんらかの形で公式の調査を受けることになる。指揮官は次のようないくつかの段階で説明を行う義務がある。
- 大事故災害の内部評価
- 公的調査
- 検死
- 議会調査
- 刑事訴追

- メディア取材

　このような調査は往々にして極度の緊張を伴う。ただし、災害の経過記録の質が高ければ高いほど、ストレスは少なくなると考えられる。行動は意思決定の合理性や妥当性から評価されることになり、記録に基づく証拠に照らして確認されることが多い。

付録D　遺体の取扱い

■ 死亡宣告 ■

英国では、大事故災害現場では通常、一次トリアージ（ふるい分けトリアージ）実施時の気道確保後に呼吸をしていない傷病者は死亡とみなされる（15章）。したがって、ふるい分けトリアージのアルゴリズムを学んだ医療従事者なら死亡と「診断」することができる。一般には、正式に「生命が途絶えたことを宣告する」行為は、災害の後の段階で医師により果たされる役割であった。

警察官の立ち会いのもと、医師は正式に死亡を宣告するために、通常通りの詳細な診察を行う必要がある。そこには、呼吸停止、心静止（脈が触れない）および瞳孔散大・固定の確認が含まれる。死は突然で、通常は予想できないので、症例は検死を受け、結果に基づき「死体検案書（死亡診断書）」の発行が検死官により行われる。これは通常、検案を伴い、司法解剖を要する場合が多い。

■ 遺体の表示 ■

死亡が確認されれば、トリアージカードシステムを用いて遺体に明確なラベルを貼付することが重要である。これがなされなければ、救助隊員が何度も遺体のもとに訪れ、評価を繰り返し、蘇生処置を行う能力が限られているときに貴重な診療時間を無駄にすることになる。

死亡診断時には、患者の身体の見やすい場所に「死亡」のトリアージカードをしっかりつける。このときに記載すべき情報を図D.1に示す。

医療指揮官は1名の医師に遺体安置所担当官の役割を任命することができる。この医師の責任の下、正式な死亡宣告、現場での遺体へのカード貼付、さらには遺体保管場所の設置（警察と連携の上）が行われる。

```
┌─────────────────────────────┐
│ 特記事項／主たる診断名      │
│                             │
│                             │
│        死 亡                │
│                             │
│         死亡宣告            │
│     _____     │
│   時間：_____日付：_____    │
│   医師：_____     │
│   署名：                    │
│     _____     │
│   警察立会人：_____    │
│   身分証明番号：_____    │
│   氏名：_____     │
└─────────────────────────────┘
```
図 D.1：死亡のトリアージカードの記入例

■ 遺体の移動 ■

大事故災害は警察により犯罪現場としてしばしば扱われる。遺体は法医学的証拠の一部となる。遺体が発見された状況は犯罪捜査にも身元確認にも重要である。このような理由から、警察の許可を得るとともに適切な記録を残さなければ、遺体（または身体の一部）を移動させてはならない。離断された身体の各部位がどの遺体に属するものであるかを推定できなければ、それぞれにカードを貼付すべきである。

生存者に近づくために遺体を移動させる必要があるときには、事態の緊急性を評価する。人命救助は法医学的証拠の保全よりも優先され、そのため、生存被災者に救命処置を行うために、許可なく遺体を移動させることは容認される。（Box D.1）。

Box D.1：遺体を移動させるための理由
- 生存者に接近し、救助するため
- 火災または化学物質による身体または身体の一部の損傷を防ぐため

遺体を移動させたときには警察に速やかに報告する。元の状況をできるだけ明確に記録し、遺体（またはその一部）の移動先をメモしておく必要がある。

特別な事情があるときには、おそらく生存被災者に一刻も早く到達するためにやむを得ず、遺体の四肢を切断しなければならないことがある。救助者が講じた対応処置の概要を明確に記すとともに、身体の損傷状況を記述しておくこと（場合によっては写真撮影も）が重要となる。

■ 遺体仮安置所 ■

遺体または遺体の一部を現場から移動させるときには（場合によっては遺体保管場所経由で）、法医学者による検査が可能な遺体安置所に最終的に移送される。小規模な災害では、所定の恒久的施設を用いることができるが、大規模な事態では、遺体仮安置所が設置されることがある。遺体仮安置所設営の是非が判断されるのは、識別困難な遺体の身元確認をする必要がある場合が多い。遺体仮安置所においては、警察が全体の統制を行う。遺体仮安置所の選定に際して検討すべき医療上の問題を Box D.2 に示す。

> **Box D.2：遺体仮安置所**
> - 収容能力
> - 低い環境温
> - プライバシーおよびセキュリティ
> - 適切な衛生設備および廃棄物処理設備
> - スタッフの更衣室および休憩施設
> - X線およびその他の法医学的検査の設備
> - 家族支援センターおよび福祉センターとの連携

　ほとんどの災害では、計画策定段階で遺体仮安置所の候補地が特定されている場合が多い。通常、体育館や航空機格納庫などの大規模な公共建物が適している。特にこの目的のために仮設設備を建設することもでき、この業務が完了すれば、撤去すればよい。

　災害が候補地からある程度離れたところで発生した場合には、現場に遺体保管場所が設置されることもある。必ずメディアや市民などの人目につかない場所に配置し、なるべく悪天候から保護されることが望ましい。複数台の冷蔵車の利用も選択肢の一つとして考えることができる。

　遺体のために輸送手段を用いる前に、すべての生存被災者を現場から避難させるべきである。

■ 遺体の身元確認 ■

　これは警察の担当である。着衣や個人の記録、所持品等から身元を特定できる場合がある。尊厳を保護するためにコートやその他の衣服が遺体に掛けられる場合、それがその遺体のものでない可能性があるので注意が必要である。指輪、時計、財布などの遺留品は死亡者の身元を知る手がかりとなりうるため、保管の目的で遺体から取り外してはならない。

　確信が得られない可能性があるという理由から、所持品等による簡単な方法での遺体の身元確認ではおおよそ十分な成果は期待できず、歯科法医学やDNA鑑定などの技術が利用されることもある。

　多くの場合、被災者の身元に関する情報は友人や親族に提供される。一般には、警察の被災局によって整理された情報の窓口として「ヘルプライン」が設置される。身元確認に役立てるために、特別な書式や質問形式が問い合わせに用いられる。

付録E　無線機の使い方と通話法

は じ め に

　本章を読めば、操作手順と通話法（Boxe E.1 および E.2）を用いたテクニックを理解できる。本章では、超短波（VHF）無線機、極超短波（UHF）無線機および TETRA（airwave）携帯型端末の利用方法について説明する。通話法のプロセスは同じであるが、操作手順は異なる（13 章）。

Box E.1：操作手順
- 無線機のスイッチを入れてメッセージを伝える
- 無線機のバッテリーを交換する

Box E.2：通話法

無線用省略表現
- 用語集
- フォネティックコード（無線用アルファベット）
- 数と数字

通話手順基礎編
- コールを開始する
- コールに応答する
- グループコールに応答する
- メッセージを終わる
- 送信を申し出る

通話手順上級編
- 訂正
- メッセージを繰り返す
- 長いメッセージ
- 無線連絡を中継する

無線チェック

■ 無線機の使い方 ■

● 無線機のスイッチを入れてメッセージを伝える

図 E.1 に示す携帯型 VHF 無線機の図を参考にしながら読むこと。

1. 無線機のスイッチを入れる。多くの機種ではこの時「ビープ音」を発する。
2. チャンネルを選局する。

> **この項の重要事項：チャンネルの使用方法**

3. 送信する前によく聞いて（または「回線使用（channel busy）」表示灯を**確認し**）、チャンネルが開いていることを確認する。
4. 無線機の側面にある「送信（Press to talk：PTT）ボタン」を押して送信に切り換える。話す前に 1 秒待つ。
5. 無線機をまっすぐに持ち、口から約 4～5 cm 離して話す。
6. 相手の応答を聞くときには PTT ボタンを離す。

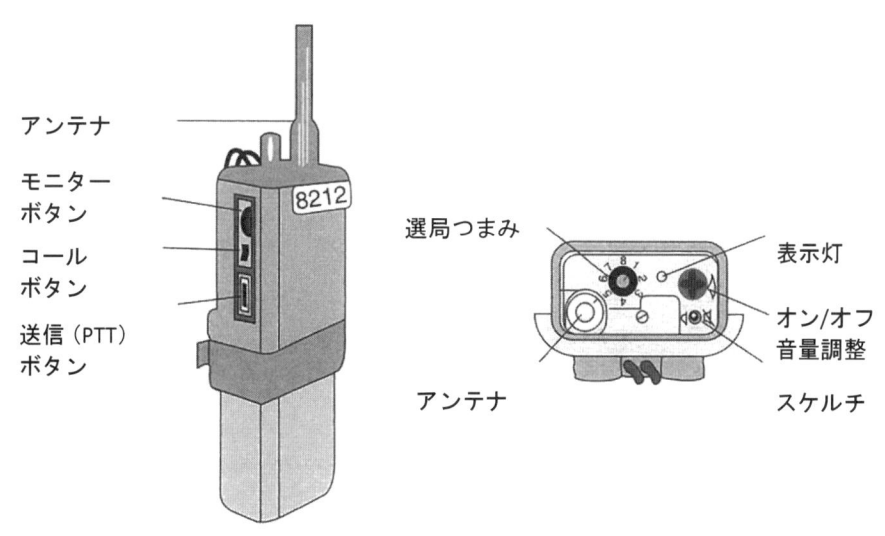

図 E.1：無線機の操作部分

訳者注：「スケルチ」とは、電波の強さがある値以下になったときにスピーカーの出力を止め、電波が受信されていないときに出る雑音をカットする機能。

● バッテリーを交換する

受信時にバリバリという雑音が入ったり、無線が途切れたりする場合には、バッテリーが消耗している可能性がある。無線機によっては、LCD（液晶ディスプレー）上の「バッテリー不足」の表示や、警報音でわかるようになっている。バッテリー切れの場合は、次の手順で交換する。

1. 無線機のスイッチを切る。
2. バッテリー取り外しレバーを押し、バッテリーをスライドさせて取り出す。
3. 新しいバッテリーを入れる。
4. 無線機のスイッチを入れる。
5. 無線チェックを行う。

■ 通話法 ■

● 原　則
良い無線通信の基本は以下のとおりである。
- 明瞭
- 正確
- 簡潔

明瞭に話すためには次の発声の特徴に注意する。
- リズム　　　（**R**hythm）
- スピード　　（**S**peed）
- ボリューム　（**V**olume）
- ピッチ　　　（**P**itch）

RSVP を忘れないように

リズム（rhythm）は変わらず一定の調子で。

スピード（speed）は普通の会話よりもややゆっくりめに。

適切なボリューム（volume）として叫ぶ必要はないが、無線機が特別なウィスパーモード持たない限り、小声では通じない。

ピッチ（pitch）は女性の声が最も適しており、男性（低音の人）は意識的に声を高くする必要がある。

正確さ（accuracy）と**簡潔さ**（brevity）を達成するためには訓練と実習が必要である。通話時間は貴重なものである。本書で紹介する無線通話手順は軍隊で用いられる方法に基づいているが、必要に応じて他のシステムの例も示す。

● 無線用省略表現
用語集

動詞的な省略表現によるいくつかの専門用語を用いることで、簡潔に話すことができる。Box E.3 に例を示す。

```
Box E.3：無線用省略表現
```

Over	「どうぞ」（会話に返答が欲しい場合）
Out	「以上」（会話を終了する場合）
OK	「了解」
Roger	「了解」
Go ahead	「送信せよ」（受信の準備ができた）
Send	「送信せよ」（受信の準備ができた）
Acknowledge	「了解か」（メッセージを受信できたか知らせよ）
Say again	「再送せよ」（もう一度言え）
ETA (Estimelled timc ofar rival)	「到着予定時間」
ETD (Estilllelted limc of departllre)	「出発予定時間」
Wait	「待て」（5秒以内に応答できない）
Wait out	「待て、以上」（応答できない、あとで連絡する）
Standby	「待機せよ」（無線を傍受し、次の情報を待て）

地域によっては異なる用語が用いられることもある。そのような場合は、無線通信網を使用するすべての者が用語の正確な意味を知り、理解していることが不可欠である。

> この項の重要事項：**地域の無線通信用の省略表現または省略語**

次の用語の使用は**認められない**（Box E.4）。

Box E.4：不適切な無線用省略表現

Over and out	over（どうぞ）か out（以上）のいずれか
Rodger dodger	俗語
Ten four	俗語

また、無線で言い争いをしてはならず、冗談（「Send the Rover over, over！」）を言うのも避けるべきである。無線通信網は救急指令室で傍受され、通話内容が記録されるとともに、メディアによる傍受の可能性もあるほか、その後の調査で分析されることを念頭に置く方が賢明である。

フォネティックコード（無線用アルファベット）

難解または重要な言葉は、混乱を避けるためにつづりを 1 文字ずつ言わなければならない。その際には、「エイ、ビー、シー、ディー」と言うのではなく、「アルファ、ブラボー、チャーリー、デルタ」のように、無線用アルファベットを用いてそれぞれのスペルをはっきり区別できる音で読み上げる。Box E.5.に一覧表を記載する。

Box E.5：NATO フォネティックコード

A	Alpha（アルファ）		**N**	November（ノベンバー）
B	Bravo（ブラボー）		**O**	Oscar（オスカー）
C	Charlie（チャーリー）		**P**	Papa（パパ）
D	Delta（デルタ）		**Q**	Quebec（ケベック）
E	Echo（エコー）		**R**	Romeo（ロミオ）
F	Foxtrot（フォックストロット）		**S**	Sierra（シエラ）
G	Golf（ゴルフ）		**T**	Tango（タンゴ）
H	Hotel（ホテル）		**U**	Uniform（ユニフォーム）
I	India（インディア）		**V**	Victor（ビクター）
J	Juliet（ジュリエット）		**W**	Whiskey（ウイスキー）
K	Kilo（キロ）		**X**	X-ray（エックスレイ）
L	Lima（リマ）		**Y**	Yankee（ヤンキー）
M	Mike（マイク）		**Z**	Zulu（ズールー）

● 数と数字

正確を期すため、数字の発音は Box E.6 に示すものを使用する。桁数の多い数はそのまま言ったあとに、数字を 1 文字ずつ復唱する。

> **重要例文**
> マイク 1、傷病者 19 名、数字は wun-niner、を搬送する、どうぞ。
> 指令室、了解、搬送人数は wun-niner、どうぞ。
> マイク 1、その通り、どうぞ。
> 指令室、以上。

Box E.6：数字の発音

1	Wun	6	Six
2	Too	7	Seven
3	Thuree	8	Ate
4	Fower	9	Niner
5	Fiyiv	0	Zero

　なお、これが典型的な数字の発音方法であるが、一つ一つの数字をはっきりと言い、アクセントを制限することによって容易に達成することもできる。

　よくある間違いは個々の数字のうしろに「a」を付けた発音（例、wuna、tooa、thureea）であり、これは避けなければならない。

● 通話手順基礎編

コールを開始する

1. 通話を開始するため、呼び出したい局のコールサインを言う。
2. 次に自分が誰であるかを名乗る。
3. 「どうぞ」と言って一旦送信を終える（今度は相手局が話す順番にあることを知らせるため）。

> **重要例文**
> 指令室へ、こちらマイク 1、どうぞ。

　また、次のように通話を始めてもよい。

- マイク 1 から指令室へ、どうぞ。
- ハロー、指令室、こちらマイク 1、どうぞ。

コールに応答する

　それぞれのメッセージの前に必ず自分のコールサインを名乗る。

> **重要例文**
> 指令室、送信せよ、どうぞ。
> マイク 1、救護所へ包帯の補給を頼む、どうぞ。

グループコールに応答する

　場合によっては、指令室または別の無線局が無線通信網の全局を呼び出すことがある。応答は英数字順に行われる。各局とも 5 秒以内に応答する。5 秒を経過すると次の局が応答する。

> **重要例文**
> 指令室から全局、最後のメッセージを受信できたか知らせよ、どうぞ。
> マイク 1、受信した、どうぞ。
> マイク 2、受信した、どうぞ。
> **5 秒間の中断**
> マイク 4、受信した、どうぞ。
> 指令室、了解した、マイク 1、2、4 との交信を終了する。指令室からマイク 3、最後のメッセージを受信できたか知らせよ、どうぞ。
> マイク 3、受信した、どうぞ。
> 指令室、了解、以上。

　この例では特定の局にこれ以上の応答は必要ないことを示すために、「～との交信を終了する」の表現が使用されている点に留意されたい。

メッセージを終える

　会話は「以上」を用いて終わることができる。一人の無線使用者のみが「以上」という必要がある。

　複信無線通信では、救急指令室側が通信を開始した場合でなくても、指令室が必ず「以上」と言うことが重要である。これは、各局とも指令室の声は聞こえるが、他局の声は聞こえないため、自分が送信可能であることを知るのに「以上」の言葉を聞くまで待機することになるためである。オープンチャンネルで交信するときにはこのやりとりは不要となるが、引き続き無線交信規律を守るのが妥当である。

> **重要例文**
> マイク 1、メッセージを終了します、どうぞ。
> 指令室、了解、以上。

送信を申し出る

　理論的には、常に無線を傍受する体制になっていれば、送信を「申し出る」必要はない。すなわち、直接メッセージの本文に入ることができるはずである。ただし経験的には、受信者が必ずしも無線通信に十分な注意を払っているとは限らず、伝達事項を書き留める状況にない可能性もあるため、送信の申し出はぜひとも必要である。

1. 前述の要領でコールを開始する。
2. 送信したいメッセージがあることを申し出る。
3. 「どうぞ」と言っていったん送信を終える。
4. 応答があり次第、メッセージを送信する。

> **重要例文**
> マイク 1 から指令室へ、メッセージあり、どうぞ。
> 指令室、送信せよ、どうぞ。
> マイク 1、現場救護所への包帯の補給を頼む、どうぞ。
> 指令室、了解、10*分後に補給する、どうぞ。
> マイク 1、了解、以上。

*訳注：便宜上数字は算用数字で表記した

● 通話手順上級編

訂　正

　時として送信中に言い間違えることがある。このような間違いは次の要領で訂正しなければならない。

1. 間違えたらすぐに「wrong（もとい）」と言う。
2. 続いて正しい内容を伝える。
3. 必要であれば、確認のために復唱する。

重要例文
マイク1から指令室へ、今、グリッド（＝位置座標）3-2-1-7-6に移動した。もとい、グリッド3-2-1-2-7-6だ。
　繰り返す、3-2-1-2-7-6だ、どうぞ。
指令室、3-2-1-2-7-6、どうぞ。
マイク1、その通り、以上。

---

*訳注：便宜上数字は算用数字で表記した

繰り返す

　軍隊による無線通信網では、メッセージを繰り返させるときに「say again（再送せよ）」と指示するようになっており、「repeat（繰り返せ）」は大砲を再び発射するときに限定される。民間人の無線通信網では、「repeat」を用いてメッセージを繰り返しても特に問題はない。

1. 相手のメッセージが終了して、「どうぞ」と言えばメッセージを繰り返すように頼む。
2. 最後に「どうぞ」を付けて送信した後、一旦送信を止め、メッセージが繰り返されるのを待つ。

重要例文
指令室からマイク1へ、直ちに指揮車に移動せよ、どうぞ。
マイク1、もう一度言ってくれ、どうぞ。
指令室、直ちに指揮車に移動せよ、どうぞ。
マイク1、了解、どうぞ。
指令室、以上。

　メッセージを繰り返すことは通話時間の浪費につながる。最初の交信で確実に受信されるようにするためには、各人が常に無線通信網を傍受するよう努めることが肝要である。
　メッセージの一部分のみを繰り返す必要がある場合には、再送すべき箇所を指示する（Box E.7）。

Box E.7：メッセージの一部を繰り返させるときの指示

・・・から後を再送せよ	指定した単語から後をすべて繰り返せ
・・・より前を再送せよ	指定した単語より前をすべて繰り返せ
・・・〜の間を再送せよ	指定した単語と単語の間をすべて繰り返せ

重要例文
指令室からマイク1へ、災害指揮官の打ち合わせが警察指揮車で20分後にある、どうぞ。
マイク1、「警察」から後を全部もう一度言え、どうぞ。
指令室、指揮車で20分後にある、どうぞ。
マイク1、了解、どうぞ。
指令室、以上。

長いメッセージ

場合によっては、無線で長いメッセージを送信する必要がある。METHANE メッセージがその例である（14章）。長いメッセージはいくつかに区切り、相手局に各区切りを受信したことの確認応答をさせる。これにより正確さを期するだけでなく、緊急を要するメッセージがある他局に無線に割り込むチャンスを与えることができる。

緊急サービスによっては、一定の時間（たとえば、20〜30秒間）を経過すると通信が中断するように無線機があらかじめ設定されている。しかし、救急サービスの無線ではこのようなシステムはまれである。

1. 送信を申し出て、このあとに「長いメッセージ」が続くことを伝える。
2. 頻繁に（常に30秒を超えないように）相手局に「ここまでの受信確認応答」を頼む
3. 受信されていない内容があれば、その部分を再度送信する。
4. その部分の内容が正しく受信されていることを確認したら、次の部分を送信する。
5. すべての内容を送信し終えるまで2〜4の手順を繰り返す。
6. 通話を終了する。

重要例文

マイク1から指令室へ、長いメッセージを送る、どうぞ。
指令室、送信せよ、どうぞ。
マイク1、大事故災害宣言、15時00分、どうぞ。
指令室、大事故災害宣言、どうぞ。
マイク1、正確な場所はファーナム西2マイルの鉄道の切り通し、グリッド2-6-5-6-9、どうぞ。
指令室、正確な場所はファーナム西2マイルの鉄道の切り通し、グリッド2-6-5-6-9、どうぞ。
マイク1、客車脱線、火災発生、感電の危険性あり、どうぞ。
指令室、客車脱線、火災が発生し、感電の危険性あり、どうぞ。
マイク1、進入は南からLord通り、つづりはリマ、オスカー、ロミオ、デルタ通りを経由し、Queen Victoria Public Houseに集合、どうぞ。
指令室、進入は南からLord通りを経由し、Queen Victoria Public Houseに集合、どうぞ。
マイク1、推定傷病者数は200名、全機関の出動を要請、救急車20台を頼む、どうぞ。
指令室、推定傷病者数200名、全機関の出動を要請、救急車20台を出動させる、どうぞ。
マイク1、送信終了、次の通信を待て、以上。

＊訳注：便宜上数字は算用数字で表記した

無線連絡を中継する

すべての無線局（コールサイン）は指令室との連絡が途絶えた場合、別の局を経由して目的の局に連絡事項を伝達することが時に必要となる。このプロセスの各段階が正確に行われなければならない。

1. メッセージの第一送信者が中継局に送信を申し出る。
2. 第一送信者が別の無線局（最終受信者）へのメッセージの中継を依頼する。
3. 第一送信者が中継局にメッセージを送信する。
4. 中継局は第一送信者に受信確認応答をし、通話を終了する。
5. 中継局は最終受信者に送信を申し入れ、第一送信者からのメッセージがあることを伝える。
6. 最終受信者にメッセージを送信する。
7. 中継局は最終受信者との通話を終了する。
8. 中継局は第一送信者を呼び出し、メッセージを伝えたことを報告する。

> **重要例文**
> 指令室からマイク1へ、マイク4へのメッセージがある、どうぞ。
> マイク1、送信せよ、どうぞ。
> 指令室、マイク4へのメッセージだ、列車の先頭車両に医薬品パック2個を届けてくれ、どうぞ。
> マイク1、了解、指令室との交信を終了する。マイク4、こちらマイク1、指令室からメッセージがある、どうぞ。
> マイク4、送信せよ、どうぞ。
> マイク1、指令室からのメッセージだ。列車の先頭車両に医薬品パック2個を届けてくれ、どうぞ。
> マイク4、了解、どうぞ。
> マイク1、マイク4との交信を終了する。指令室、こちらマイク1、伝言した、どうぞ。
> 指令室、了解、以上。

* 便宜上、数字は算用数字で表記した

● 無線チェックと信号強度

指令室と確実に交信できることを知っておくことは、無線通信網内の各局（コールサイン）にとって重要である。このために**無線チェック**を実施する。無線チェックは指令室または他の局（コールサイン）のどちらから始めてもよい。

1. チェックする特定の無線局またはグループの無線局を呼び出す。
2. 「無線チェック」中であることを伝える。
3. 「どうぞ」と言っていったん送信を終える。
4. 応答を待つ。
5. グループ各局にチェックの結果を知らせる。
6. 通話を終了する。

> **重要例文**
> 指令室から全局へ、無線チェックです、どうぞ。
> マイク1、了解、どうぞ。
> マイク2、了解、どうぞ。
> マイク3、了解、どうぞ。
> 指令室、了解、以上。

各局は番号順に5秒以内に応答する（5秒を経過すると次の局が応答する）。はっきりと聞き取れない局があれば、Box E.8に示すキーワードを用いて報告する。

Box E.8：無線チェックで「受信不良」を表すためのキーワード	
Difficult	ほとんどの言葉は聞き取れるが、混信がある
Broken	メッセージが時々途切れる
Unworkable	ところどころの言葉のみ聞こえる―すなわち、混信がきわめて激しい
Nothing heard	全く何も聞こえない

付録F　病院の対応

はじめに

大事故災害への病院の対応は Major Incident Medical Management and Support: the practical approach in the hospital（大事故災害への医療対応：病院における実践的アプローチ）に詳しく取り上げられており、詳細は同書に譲る。この付録はプレホスピタル・プロバイダーに対する入門書として著した。

■ 指揮統制 ■

誰が対応の統制を行い、どのような方法で初期（現場）統制者から後着する上位職員へ統制を引き継ぐのかを病院の計画に明確に規定することが重要である。ほとんどの場合、統制は上級医師、上級看護師および上級管理職の連携を通じて行われ、これにより対応の調整が図られる。

この項の重要事項：病院対応の指揮と統制

キーポイント
病院における保健サービスの対応は病院調整チーム（Hospital Coordination Team）により統制される

■ 重要なエリア ■

上級看護師は傷病者を受け入れるための診療エリアの準備が整っていることを確認し、各診療エリアの運営を各エリアの上級看護師に委任する。重要な診療エリアを Box F.1 に示す。

Box F.1：重要な診療エリア
- トリアージ
- 優先度1（即時）および2（緊急）
- 優先度3（猶予）
- 術前および術後病棟
- 入院病棟
- 手術室
- 集中治療室

上級管理職は診療エリア以外の区域および必要物品の調整を行う。重要な管理エリアと用途を表 F.1 に示す。

表 F.1：重要な管理エリア

重要エリア	用途
職員の報告窓口	すべての職員がここへ報告に来る
ボランティアの報告窓口	学生やボランティアがここへ報告に来る
病院情報センター	入院または退院患者を含め、すべての傷病者に関する情報をここで整理する
帰宅待機・再会エリア	退院する患者の親族／友人がここで待つ
遺族待機エリア	訃報を伝え、カウンセリングを行う
病院の照会受付窓口	患者に関する照会作業を管理する
報道関係室	メディアに対する情報提供を行う
献血室	必要に応じて

■ 職員の招集（コールイン）■

職員は連絡網を用いて呼び出される。最初に招集された主要スタッフがそれぞれの部署の他の職員の招集手続きをとる。通常、電話交換台が主要スタッフへの通報を担当するが、これは氏名ではなく役割により行われる。このための職員名簿が最新の状態に保たれていなければならない。可能であれば、職員の呼び出しに各診療科の直通電話または公衆電話を利用し、これにより病院の電話交換台の混雑を避ける。部署によっては、職員が自宅から互いに連絡しあう。

■ 準　備 ■

傷病者の緊急受入場所に指定されるエリアを診療が可能になるように片付ける。救急部で処置を待つ軽症患者には、彼らの家庭医または災害現場から離れた場所の病院に行くよう指導する。術前受入病棟および術後回復病棟に指定される病棟を空床にする。指定された病棟の入院患者は必要に応じて退院させるか、軽症者用病棟に移動させる。

■ アクションカード ■

職員は登院したら、職員用の報告窓口に出向いて任務の割り当てを受ける。要職に就く者は病院の大事故災害対応計画を熟知し、それにより初動責任を把握している必要がある。そうでない場合は、各人の職務が簡潔に記載されたアクションカードが配布される。Box F.2 にアクションカードの見本を示す。主要スタッフのアクションカードは病院の主要計画に盛り込まれるが、下級職員のアクションカードは場合によって各診療科で作成する必要がある。

Box F.2：上級救急医のアクションカードの見本

責　任
- 受入エリア全体の統制
- 受入エリアにおける重要役職の選任配置
- 初期受入対応の統制
- 大事故災害傷病者の一次トリアージ
- 受入期収束後の病院統括者のサポート
- 大事故災害時の対応に参加した救急部医療スタッフの業務上のデブリーフィング

初 期 対 応
- 受入エリアの統制を担う
- 受入エリアの準備が完了したことを確認する
- 次の役職者が揃っていることを確認する：上級外科医および上級内科医。不在の場合、主要職員が登院するまで適切な上級医を任命する
- 受入エリアで直ちに必要な傷病者治療班の数を把握し、病院統括者に報告する
- 次のとおり、大事故災害傷病者のトリアージが行われるようにする
    優先度 1（即時）－直ちに救命処置を必要とする傷病者
    優先度 2（緊急）－6 時間以内に手術またはその他の治療介入を要する傷病者
    優先度 3（猶予）－早急な処置を必要としない比較的軽症の傷病者
- 引き続き状況を判断し、必要に応じてさらに以下の優先順位を設定する
    優先度 4（待機）－きわめて深刻な外傷を伴い、現状では生存不可能な傷病者
- 傷病者治療班がさらに必要であれば、病院統括者に報告する
- 傷病者搬送班が必要であれば、病院統括者に報告する
- 受入エリアにおける上級看護師の配置および物品の供給に関して救急部上級看護師と連携する
- 受入エリアの患者情報記録に関して救急部上級事務担当者と連携する
- 受入エリアでトリアージ、治療、職員配置、記録および物品供給を常時監視する
- 受入期が収束すれば、病院対応の統制を図るべく病院統括者を補佐する

災害時の優先順位
- 受入エリア全体の統制
- 受入エリアでのトリアージ
- 受入エリアにおける職員配置の統制
- 受入エリアのおける治療の統制
- 受入エリアにおける記録の統制
- 受入エリアにおける物品供給の統制
- 病院対応の統制を行う病院統括者の補佐

■ チーム編成 ■

効果的に病院対応をマネジメントするには、特定の業務を担当するチーム編成が重要である。このようなチームとして次のものがある。
- 傷病者治療班
- 傷病者搬送班
- 手術班

治療班および搬送班は救急部内とその周辺の初期治療エリアを活動拠点とする。このような医療班はチームコーディネーターにより統制される。チームコーディネーターは報告エリアに常駐し、医師および看護師が出勤し次第、チームを編成する。

この項の重要事項：チーム編成

キーポイント
効果的な病院対応は特定の業務を担当するチーム編成が重要である

■ 治 療 ■

　大事故災害では、外科的および内科的治療を要する傷病者が発生する。その比率は災害の種類による。爆弾は多数の外科患者を生じさせ、群衆の将棋倒し事故では心肺蘇生を要する多数の患者を生じさせる。チームの構成内容は需要の特性に合わせる必要がある。各エリア内での診療活動は上級医師により統制される。優先度1（即時）エリアでは、上級外科医（通常、当直外科指導医）および上級内科医（内科指導医または集中治療専門医）が治療班および搬送班を指揮する。また、このような上級医師は優先度2（緊急）エリア内の治療の監督も行う。優先度3（猶予）エリアの責任はこれとは別に置くことができる。

　上級外科医は最も優先度の高い外科患者を手術室へ直接搬送させるようにする。手術室が最大収容人数に達すれば、その後の傷病者は術前病棟で手術まで待機させる。また、上級外科医は手術室および術前病棟における活動を監督する副責任者を指名する。具体的には、手術室の上級外科医が、手術班および特定の処置が必要な際の専門外科医の調整を行い、術前病棟の上級外科医は術前病棟内で治療班の活動の調整を行う。いずれの場合も、エリアの外科診療状況についてそれぞれの上級外科医に逐次報告することになる。

　上級看護師は副責任者を任命し、傷病者の受入れに備えて術前病棟および外科エリアのしかるべき準備と職員配置が確実に行われるようにする。手術後に傷病者は術前／術後病棟に再度移送されるが、そこが満床となれば、さらに別の病棟を用意しなければならない。救急部に「短期入室（short stay）」または「経過観察（observation）」用の病室がある病院や、外科経過観察ユニット（surgical assessment unit）がある場合は、通常、大事故災害時に直ちに空床にすることができるため、ここを術前／術後病棟に指定するのが理想的である。その後、本院で追加病棟を開設することができる。

　上級内科医は最重症傷病者を集中治療室に搬送するよう指示する。当番の集中治療指導医は院内および近隣医療機関の利用可能な病床数を確認する。急患対応ユニットが満床のときは、他の病院の集中治療室への患者搬送を検討する。

　緊急手術や集中治療施設を必要としない傷病者は入院病棟に搬送する。

> この項の重要事項：病院での治療

■ 職員の責任 ■

● 救急部

　大事故災害の宣言手順と大事故災害の警戒メッセージを受け取ったときの救急部スタッフの初期対応については、前述のとおりである。重要な点を繰り返し説明すれば、大事故災害が救急サービスにより把握されておらず、現場で宣言されていない場合や、傷病者が発災直後に自ら避難して最寄りの病院に到着する場合には、救急部が大事故災害を宣言しなければならない。場合によっては、救急部スタッフの増員という限定的な対応のみで済むこともある。なお、これは当番の救急医により行われる。

　救急部を拠点とした治療搬送班に配属される医師および看護師の多くは、救急部の詳細なレイアウトに不慣れであり、特にどこに資器材があるのかを知らないことが多い。このため、正規の救急部スタッフが目印となるベストを装着することが重要であり、これにより作業環境に不慣れなスタッフを支援することができる。

● その他の診療科

　各診療科は、大事故災害時に自宅から呼び出し可能な医師および看護師の最新リストを維持管理する責任がある。院内に常駐している若手医療スタッフに拡声器やポケットベルにより警戒態勢をとらせ、最初に自宅待機中の上級職員の招集を開始させることができる。その後、連絡網を用いて非番スタッフを呼び出すことができる

　スタッフが登院したときには、それぞれの病棟または診療科に直行するのではなく、職員専用の報告エリアへ行くことが重要である。ここで登院の記録が行われ、まだ担当が決まっていなければ、上位の職員に重要な管理運営職務が割り当てられる。職員にはベストとアクションカードが支給され、チームコーディネーターのもとで傷病者治療班または搬送班への配属を受けるか、上級外科医のもとで手術班への配属を受ける。

　搬送班は重症ケア区域（優先度 1 および 2）から手術室、術前病棟または集中治療室へと移送される患者の管理を行わなければならない。そのほかにも、近隣病院の集中治療室や専門の熱傷ユニットへの搬送など、患者の二次搬送のためのチームが必要となることがある。

■ 情報の記録 ■

　現場で傷病者にトリアージラベルが取り付けられる。傷病者の避難が直ちに行われる場合には、追加情報があったとしてもほとんど記録されていないものと考えられる。ただし、現場で閉じ込められた状態にあった傷病者や救護所で処置を受けた傷病者については、怪我、処置、一連の観察所見に関する重要な臨床上の詳細情報がラベルに記載されていることがある。従って、病院で新たな診療録が作成される場合には、プレホスピタル・ケアに関する情報は取り外さず、患者に付けたままの状態にしておくことが重要である。

　最初の受入エリアでは、患者ごとに大事故災害時診療録を交付し、対応する番号が表示された識別バンドを付与する。いかなる状況であってもこのバンドを取り外してはならない。各診療エリアの上

級看護師は定期的に傷病者受入状況報告書を作成し、病院情報センターにこれを提出する責任がある。これにより、入院担当者が正確な傷病者状況表示板を維持することができる。

> **この項の重要事項：大事故災害時の情報記録**

付録G　ヒューマンファクターズ

はじめに

　複雑で極度の緊張を強いられる環境において働く個人やチームのパフォーマンスに影響を及ぼす内因子および外因子にはさまざまなものがある。20年ほど前、航空産業界は、このような諸因子と、それらの因子が人間の能力に及ぼす影響に関する知見が飛行安全性の維持にとってきわめて重要であることを認識し始めた。今日、安全に関する考察があらゆる決定の中心になるように、航空会社の全従業員は厳しい**ヒューマンファクターズ**トレーニングプログラムを受けている。最近では、保健医療においても、最も高品質で最も安全な保健医療の提供を追求すべく、このような原則を採用しようとする動向が展開されている。

　この付録では、個人およびチームのパフォーマンスに影響を及ぼす可能性があるヒューマンファクターズ（人的要因）について簡潔に述べる。

■ ヒューマンエラー ■

　人間はミスを犯すものである。確認や処置をどれほど講じたとしても、この事実は避けられない。したがって、可能な限りミスの発生を最小限に抑え、もし実際にミスが起こしたときには、エラーが患者またはスタッフの安全を脅かす事故につながる可能性を最小限にする方法で、業務が遂行されることを目指すことがきわめて重要である。

■ エラーの連鎖 ■

　患者に関する安全上のエラーは通常、たった一つのミスで起きることはない。認識されているエラー（A）が原因で好ましくない事象（B）が起こった背後には、エラーAが事象Bになった状況を誘発する一連の要因があり、そのような要因がなければ、事象Bは起こらなかったはずである。これはエラーの連鎖として知られている。James Reasonがこれを「スイスチーズ」モデルと呼ばれる図で示した（図G.1）。

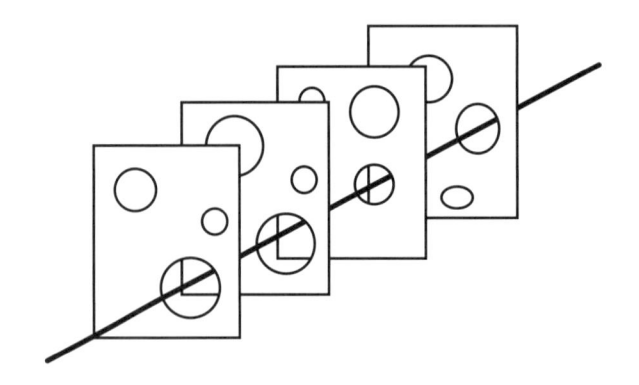

図 G.1：「スイスチーズ」モデル

　スライスされた個々のチーズは、理想的な環境のもとで事象 B の原因となるエラーA を阻止するための防護壁を表している。ただし、どこかの段階ですべてのチェック機能と均衡が破綻する。これはスライスの穴によって表現されている。エラーA のあとに事象 B が続く場合、介在するすべてのスライスを通じて穴が一直線になる必要がある。ごく単純化して考察してみると、チェック機構を導入すればするほど、エラーが発生する可能性はそれだけ低くなる。しかし、あまり複雑化すると、人は楽をしようとして、いくつかの段階を回避したり修正したりするため、かえって逆効果になることがある。

　従来の方法では、緊急事態を助長する方向に進んでいるように思われる事象または状況を**レッドフラッグ**（red flags）と称する。このアプローチがきわめて役に立つ。レッドフラッグが揚がれば揚がるほど、有害事例の発生リスクが高まり、よって状況を止めて見直すようチームに警告する必要性が大きくなる。

■ コミュニケーション ■

　コミュニケーションの問題は、報告されている重大事象における要因として、実証されている。話し手と聞き手が同じ言語を使用しないときには、コミュニケーションの問題が明確になり、通常は対話を容易にするために通訳を用いる。多くの人が第三者の介在により話し合いに制約がかかると認識している。しかし、当事者の一方が第二言語を用いてコミュニケーションをとるときに生じる問題についてはほとんど注意を払わない。当事者全員が母国語を用いるときでさえ、言葉以外の合図が言葉そのものと同じくらい情報や意味を伝えてくれる。このような現実に留意すれば、ミスコミュニケーションが普通に起こる理由がよく理解できる。このことは、言語要素と非言語要素の両者が完全に誤って解釈される可能性がある異文化間コミュニケーションはもちろんのこと、無線使用時などフェイス・トゥ・フェイスの接触が行われない状況においても特に言えることである。

　コミュニケーションには Box G.1 に示す 3 つの部分が関与する。

Box G.1：コミュニケーションプロセスを構成する要素	
送り手	メッセージの作成者が頭の中で文をまとめて、それらが意味を持ち文脈的につながるものとするプロセスである。
手段	選択される意思伝達手段－口頭、非言語（身振り、表情など）、筆記。
受け手	対象とする受信者が与えられた情報の意味を理解するためのプロセスであり、婉曲表現や方言など多数の障壁のために内容が歪曲される傾向がきわめて強い。

騒音が大きく、極度の緊張が強いられる大事故災害では、その結果情報交換の不足が起こりうる。

コミュニケーションの向上を生み出すのに簡単に導入できる技術として、**フィードバックループ**がある。フィードバックループは、受け手が送り手にメッセージを繰り返すことで、情報が正しく伝わったことを確認し、明確にするプロセスである。迅速かつ簡便な方法であり、取り入れやすい。

● ボディランゲージと階層構造

言葉以外の合図に気付くことが重要である。「退屈している」、「疲れた」、「私はあなたのことをよく思っていない」などの態度は、重大な情報の伝達を阻止する働きをすることがある。厳格な階層構造があることは特に危険であり、若手スタッフが上級スタッフと直接話をすることが許されていないと感じる文化を助長する可能性がある。大事故災害では指揮明確化が重要であるが、その一方で良好にコミュニケーションを取る必要性との間でバランスを維持する必要がある。

● スピーキングアップ

航空業界で活用されている有用なコミュニケーションツールを下記のボックスに示す。この構造は、チームの他のメンバーにとって重要かも知れない情報をもつ関係者によって用いられる。高まる懸念を表現するのに**プローブ、アラート、チャレンジ**および**エマージェンシー**の各段階が順次使用される。災害が差し迫っているときには、最初の段階を経ずにチャレンジあるいはさらにエマージェンシーの段階を使用するのが適切である。話し手と聞き手の双方が、コミュニケーションレベルを見極めて適切に対応する必要がある中で業務の実践に取り入れるとき、このアプローチはさらに強力な手法となる。

段階	懸念のレベル
P　Probe：プローブ	何が起こっているか知る必要があると思っている。
A　Alert：アラート	何か悪いことが起こるかも知れないと考えている。
C　Challenge：チャレンジ	何か悪いことが起こることを認識している。
E　Emergency：エマージェンシー	このまま、発生させるわけにはいかない。

■ 状況認識 ■

十分な量の正確な情報をもち、それを正しく解釈し、最新の知見に基づいて介入の結果を正しく予測できたとき、優れた状況認識が得られる。不十分または不完全な情報しかなければ、現状について誤った結論を導き出す可能性がある。

特定の状況を把握する方法は、自分たちの感覚、過去の経験、注意レベル、現行の仕事量や自分たちの気を逸らすものの影響を受けた状態で伝えられる情報に左右される。よくある落とし穴は、その時のメンタルモデルに適合する情報のみを参照または登録することである。これは**確証バイアス**と呼ばれている。このバイアスが作用すると、情報の真偽に関係なく、先入観または最近の仮説を裏づける情報が優先される。

すべての者が状況認識の概念を理解し、自分の思考過程と周囲の者の思考過程に常に疑問を抱くことがきわめて重要である。また、現状への印象についてチームで意見交換することも重要である。十分に機能しているチームの状況認識は、個々人の状況認識の和を超えるという質の高いエビデンスがある。その理由のひとつとして、役に立たないデータは取り除かれることが挙げられる。現在の心象とは異なる他者の情報や意見は、状況認識が欠如しているかどうかを考えるきっかけとしてとらえるべきである。相違について考察することにより実態が明らかにされる必要がある。個々人が、逸脱したデータを問題として受け止めることなく、現状にあわせようとしてそのようなデータを無視したり、正当化したりするときには問題が発生する。

■ 疲　労 ■

　疲労は集中することをさらに困難にし、反応を鈍らせ、心理状態に影響を与える。そのため、短気、無関心および易怒性が現れることがある。このことが個人としてもチームの一員としてもその職務遂行能力に悪影響を及ぼす可能性があることは想像に難くない。

　遂行能力に影響するような疲労を認識することは、個人の重要な責任である。スタッフは、休養して次の一日に準備万端で出勤するよう心掛ける必要がある。予期せぬ出来事が発生し、仕事ができない状態に陥れば、各人が責任をもって同僚や上司にその旨知らせることがきわめて重要である。さらには、そのような不安を訴えてくるすべての者を支援し、必要に応じて復調するまで第一線での任務から外れることができるよう適切な措置を講じなければならない。

　上記の考察は睡眠不足による疲労、倦怠感に主たる焦点をあてている。疾病、薬物の使用、アルコールおよび個人的ストレスもすべて同じような形で現れることがあり、きめ細かく観察し、それに応じて対応する必要がある。

■ 意思決定 ■

　良好な意思決定には、まず問題のあらゆる側面を評価し、問題への考えられる対応を明確化し、個々の対応が生む結果を考慮し、最終的には結論を導き出すためにメリットとデメリットを比較検討することが必要とされる。そのあとで決定が周知される。

　優れた状況認識はこのプロセスの基本的な前提条件である。そのためには、意思決定者がすべての重要な情報を確実に持たなければならない。これらは直接得たデータを統合したり、チームとの双方向のコミュニケーションを通じたりして収集される。このことは継続的な現場評価の必要性を強調している。意思決定者は曖昧な点や矛盾する情報に注意しなければならない。矛盾する事実があれば、これを不完全な状況認識を示す潜在的指標として受け止め、重要でない例外的なものとして片付けてはならない。

　時間的制約がない限り、意思決定プロセスではチームがすべての情報を入手し、あらゆる選択肢について検討したと納得するまで結論を出してはならない。時間に迫られている状況では、ある程度のプラグマティズム（現実主義）を採用しなければならない。訓練と経験が意思決定プロセスの簡略化に伴う悪影響をある程度緩和させることを裏づける証拠は十分にある。そのような状況下で決定を下す者は常に意識して自分たちがした近道や手抜きに気付く必要がある。特にチームの中に、提案されている行動指針に強い懸念を抱く者があれば、意思決定者はチームからフィードバックを受け取る心構えができていなければならない。

　上記のとおり、チームのメンバーが懸念を表明することができると感じ、意思決定者が個々のメンバーを適切に評価し尊重することが重要である。

■ リーダーシップ：人々と行動 ■

　個性に基づきチームのパフォーマンスを最適化する方法を論じようとすれば、それだけで一冊の本になる。あえて言うなら、常識の程度によっては、弊害をもたらす。可能な限り進行役的な姿勢をとると、チームのメンバー全員から能力を最大限引き出すのに役立つ。理想的な状況では、あらゆる機会を通じて共同作業終了後にチームへのデブリーフィングが行われることが望ましい。シミュレーションされた環境で連携を実践し、熟考する機会がチームに与えられるとき、さらなるパフォーマンスの強化が可能である。

MIMMS 翻訳第3版 追補

救急隊員・消防隊員の階級と階級章

　日本では救急隊員と消防隊員は同一の組織に所属しており、消防職員として一括される。消防職員には10の階級があり、その階級章を図S-1に示す。ただし、消防総監という階級は東京消防庁だけである。また、この階級とは別に、各市町村の消防本部に消防長が置かれている。消防長は市町村長によって任命され、消防司令長以上の階級のものでなければならないが、市町村の規模等によって消防長の階級は決められる[注1]。

　消防職員の階級章は正服や作業服の胸などに付けられている。それ以外にも袖章や帽子の周章から階級を判断することが可能であり、災害の現場では保安帽（ヘルメット）の周章がもっとも有用である（図S-2）。ヘルメットの形や色は職種や市町村によって若干異なる場合があるが、周章は共通である。また、大阪市では現場の最高指揮者はオレンジ色のヘルメットをかぶるという取り決めになっており、現場での判別が容易である。

　消防職員の階級と職名は時として混同されるが、両者は必ずしも一致していない。代表的な例を次表に示す。

表1　階級と職名の対応例

階級	職務名(大阪市消防局)	職務名(東京消防庁)
消防士長およびそれ以下	係員	係員
消防司令補	主任	主任
消防司令	係長	係長、課長補佐
消防司令長	課長代理、方面副隊長、副署長	課長、副参事、署長
消防監	課長、方面隊長、署長、主幹	参事、署長
消防正監	部長、署長	部長、方面本部長
消防司監	局長	次長、部長

[注1] このように消防組織は市町村単位で独立しているのが特色で、警察のような都道府県単位での本部は存在しない。

図 S-1　救急隊員・消防隊員の階級章

(1) 消防総監

(2) 消防司監　　(5) 消防司令長　　(8) 消防士長

(3) 消防正監　　(6) 消防司令　　(9) 消防副士長

(4) 消防監　　(7) 消防司令補　　(10) 消防士

消防長：各市町村の消防本部に1人置かれる

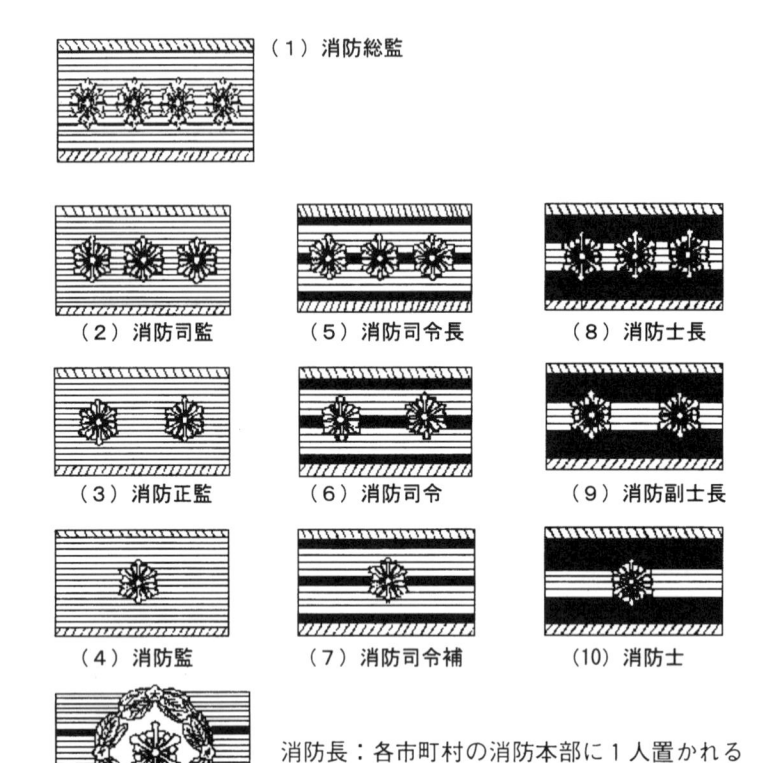

図 S-2　消防隊員・救急隊員のヘルメットと階級章

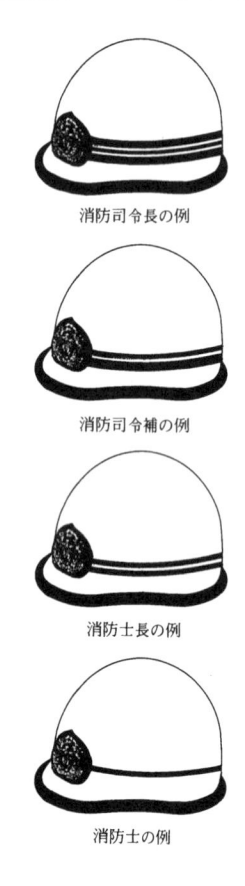

消防司令長の例

消防司令補の例

消防士長の例

消防士の例

階　　級	保　安　帽
消 防 司 監	≡
消 防 正 監	≡
消 防 監	≡
消防指令長	≡
消 防 指 令	=
消防指令補	=
消 防 士 長	=
消防副士長	—
消 防 士	—

警察官の階級と階級章

　日本の警察組織は国（警察庁）と都道府県（県警本部）の機関により構成される。なお、東京都の本部は警視庁と呼ばれる。警察官には巡査から警視総監までの階級があるが、警視総監は警視庁にのみ置かれており、他の道府県本部では警視監が最上級である。警察官の階級章を図 S-3 に示す。また、警察官の階級と職名の例を表2に示す。

図 S-3　警察官の階級章（日本）

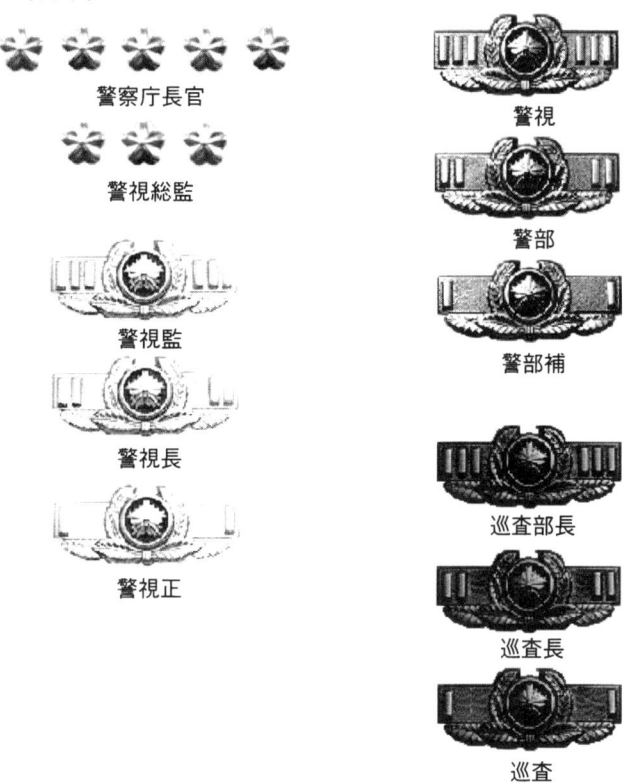

警察庁長官
警視総監
警視監
警視長
警視正
警視
警部
警部補
巡査部長
巡査長
巡査

表 S-2　警察官の階級と職名（愛知県警察の例）

階　級	職　名
警視監	警察本部長
警視長	本部の部長
警視正	本部の部長 警察学校長 警察署長
警　視	本部の課長、次長等 警察署長、副署長、署の課長
警　部	本部の課長補佐 署の課長等
警部補	本部、署の係長
巡査部長	本部、署の主任
巡査長	本部、署の係員
巡　査	本部、署の係員

用語の対訳

英語用語	略語	日本語訳	頁
Ambulance Command Point		救急指揮所	71, 73
Ambulance Commander	AC	救急指揮官	18, 21-23, 26, 37, 49, 57, 59, 63-4, 67-8, 109, 118
Ambulance Communications Officer		救急情報通信担当官	22-3
Ambulance Control (Center)		救急司令室	13, 20, 56, 76, 81
Ambulance Control Point	ACP	救急指揮本部	19, 23
Ambulance Controler	AC	救急統制官	85
Ambulance Decontamination Control Point		急救除染統制所	119
Ambulance Equipment Officer		救急装備担当官	21, 24, 50, 56-7, 87
Ambulance Loading (Point) Officer		救急車収容担当官	22-4, 109
Ambulance Loading Point		救急車収容点	20, 24, 56, 65, 70, 105, 72-3, 109-10
Ambulance Parking (Point) Officer		救急車駐車場担当官	22, 24, 86, 109
Ambulance Parking Point		救急車駐車場	20, 22, 45, 56, 65, 70-1, 73, 109
Ambulance Safety Officer		救急安全担当官	21-2, 26, 45, 76, 86
Ambulance Service		救急サービス	9-10, 17-24
Armed Forces		軍	37
burns assessment team	BAT	熱傷評価チーム	127
Casualty Clearing (Station) Officer	CCO	救護所担当官	21-3, 25, 27-8, 68, 86,108
Casualty Clearing Station	CCS	救護所	19, 23, 27, 68, 71-2, 104, 109
Casualty Clearing Station Lead Nurse		救護所主任看護師	28
central casualty bureau		中央被災局	82
Communications Officer		情報通信担当官	18, 22
Decontamination Officer		除染担当官	119
emergency services		緊急サービス	3, 7, 11-3, 31-35
Equipment Officer		装備担当官	56-7, 86
equipment vehicles		資器材搬送車	55-6
explosive ordnance disposal team	EOD	爆発物処理チーム	37
Fire and Rescue Service	FRS	消防・救助サービス	3, 33-35
Fire Commander	FC	消防指揮官	34, 64, 67-8, 118
Forward Ambulance Commander	FAC	前進救急指揮官	22-3, 29, 68-9
Forward Commanders	FCs	前進指揮官	64, 66, 69
Forward Control Point		前進指揮所	71, 73, 82
Forward Fire Commander	FFC	前進消防指揮官	69
Forward Medical Commander	FMC	前進医療指揮官	25, 27, 29, 68
Forward Police Commander	FPC	前進警察指揮官	69
Hazardous Area Response Team	HART	危険地域対応チーム	17
Health Service		保険サービス	3, 7, 10-4, 17-30
Health Service Commanders		保健サービス指揮官	10, 11, 43, 49, 87, 94
hospital coordination team		病院調整チーム	163

Hospital Liaison Officer		病院連絡担当官	81
hospital teams		病院チーム	27
Incident Commanders		災害指揮官	13, 64, 83
Incident Control Point		災害指揮本部	64
Joint Services Emergency Control	JSEC	合同機関緊急指揮本部	66, 71, 109
Maritime and Coastguard Services	MCS	海事沿岸警備隊	31, 64
Media Liaison Officer		メディア連絡担当官	146
media rendezvous point		メディア集合場所	145
Medical Commander	MC	医療指揮官	18, 21, 25-6, 28, 56, 59, 63-4, 67-8, 108, 111, 146
Medical Services		医療サービス	24-7
military commander		軍指揮官	37
mobile medical teams		移動医療チーム	17, 27-9, 104
mobile surgical teams		移動外科チーム	29, 104
Mortuary Officer		遺体安置所担当官	151
National Burns Bed Bureau	NBBB	National Burns Bed Bureau (NBBB)	126
Nursing Commander		看護指揮官	25
Officer		検死官	151
Police Casualty Bureau		警察被災者局	43
Police Commander		警察指揮官	18, 32, 37, 63-4, 67-8, 118
Police Officer		警察担当官	32
Police Service		警察サービス	31-33
Primary Triage Officer		一次トリアージ担当官	21
Secondary Triage Officer		二次トリアージ担当官	25
senior ambulance officer		上級救急担当官	18, 21
Special Operations Response Teams	SORTs	特殊作戦対応チーム（SORTs）	17
Survivor Reception Centre		被災者受け入れ施設	32, 92, 104, 109
temporary mortuary		遺体仮安置所	32, 152-3
urban search and rescue	USAR	都市探索救助	17, 132
voluntary ambulance services		ボランティアの救急搬送サービス	37

略　語

英語用語	略語	日本語訳	頁
airway, breathing and circulation	ABC	気道、呼吸または循環	51
business continuity management	BCM	事業継続マネジメント	41, 44
chemical, biological, radiological, and nuclear	CBRN	化学、生物、放射性物質または核	37
continuing professional development	CPD	専門職継続開発	59
European Telecommunications Standardisation Instiutute	ETSI	欧州電気通信標準化機構	80
hazarclous materials	HazMat	危険物	115
high frequency	HF	短波	80
Laryngeal mask airway	LMA	ラリンジアルマスクエアウェイ	52
Major Incident Medical Management and Support	MIMMS	大事故災害時の現場対応	10-1, 58-9
predetermined attendance	PDA	規定出動	17
practical exercise without casualties	PEWCs	傷病者を用いない実地演習	10, 58
personal protective equipment	PPE	個人防護装備	116
post-taraumatic stress disorder	PTSD	心的外傷後ストレス障害	14, 144
Short message service	SMS	ショートメッセージサービス	83
terrestrial trunked radio	TETRA		80
Triage Revised Trauma Score	TRTS	トリアージ用改訂外傷スコア　参照	98
ultra high frequency	UHF	極超短波	80
very high frequency	VHF	超短波	80

＊＊＊＊＊＊＊＊＊＊＊＊＊＊＊＊＊＊＊＊＊＊＊＊＊

本書の訂正等は随時下記ホームページにてお知らせいたします。

http://www.mimms-js.net/

＊＊＊＊＊＊＊＊＊＊＊＊＊＊＊＊＊＊＊＊＊＊＊＊＊

INDEX

・**太字**は表、イタリックは図を示す

あ

アクションカード 48
   病院職員 164, 165, 167
   移動医療チーム 28
アクセス・到達経路
   メディアの管理 145
   経路の確立 109
   現場評価 85, 86
アナウンス 83
安全 74-7
   現場アプローチ 75, **75**
   災害の終盤 77
   1-2-3 11-12, 75-7
   危険物による災害 117-18
   多数の小児が巻き込まれた災害 125
   個人防護衣 45
   レスポンダー個人 75-6
   現場 76-7
   計画における体系化されたアプローチ 43
   被災者・生存者 77
   緊急要員のための安全トリガー（ステップ1-2-3） 76, **76**, 117
安全衛生に関する法令 74
安全な場所 92, 104, 109
安全帽 47

い

意思決定 172
遺体
   身元確認 32, 153
   表示 100, 151
   遺体の移動 152
   一次トリアージ 96
   責任 32, 151-3
遺体安置所担当官 151
遺体仮安置所 32, 152-3
遺体保管場所 151, 153
一次除染 119
移動医療チーム 17, 27-9, 104
   アクションカード 28
   医療資器材 53-4, **54**
   補給 56
移動外科チーム 29, 104
衣服
   耐薬品性 47
   色 46
   快適性 48
   耐久性 47
   装備の収容力 47
   難燃性 47
   識別表示 46
異文化間コミュニケーション 170
医療サービス 24-7
   指揮系統 25, *25*
   組織 17-18
   ベストの表示 46
医療支援の階層構造 91 104, 108
医療指揮官 18, 25-6, 63, 64, 107
   職務と適性 26
   資器材と医薬品の供給手順 26, 56
   大事故災害教育 59
   メディアインタビュー 145
   受入病院の選定 111
   ベストの表示 46
医療資器材 50-7
   二次救命処置 52-3, **52**
   収容ケース 53, 55
   一次救命処置 51, **51**
   国家備蓄 56
   搬送のためのパッケージング 54, **54**
   補給 55-6
   専門医療チーム 53-4, **54**
   トリアージ 51
インターネット通信 83
インフラストラクチャー被害 7
   「オールハザード」アプローチ 42
   非代償性大事故災害 137, *137*

う

ウォームゾーン 117, *117*

え

HANE 13, 43, 86, **87**
HF（短波） 80
遠隔地の大事故災害、ケーススタディ 137-8, *137*
   リソース・資源
   需要急増への対応能力に関する計画策定 136
   非代償性大事故災害 137
演習
   レベル 59

お

応急処置 103, 104
   一次救命処置用医療資器材 51, **51**
オールハザード」アプローチ 11, 42, 43
音声記録 149

か

海事沿岸警備隊 64
   初動責任 35
   大事故災害での役割 34-5
外傷スコア 98, 99
   トリアージ用改訂外傷スコア 参照
外傷に対する予防 47
   最低条件 45-8
   救助者自身の安全 45
   予測可能なハザード **46**
   視認性 46
   天候／防水性 47
   個人防護装備 参照
外傷の種類、「オールハザード」アプローチ 42
外側警戒線 65
   進入・退出路 109
   危険物による災害 117
ガイダンス、緊急対応計画 41
懐中電灯 48
回復期 13-14
   多数の小児が巻き込まれた災害 125
   計画策定 44
顔の保護 47
化学災害 115
   CBRN災害 参照
化学、生物、放射性物質および核
   CBRN災害 参照
核災害 115
   CBRN災害 参照
確証バイアス 171
拡声器（メガホン） 83
火災 133
火山噴火 132
家族 125
   友人や親族 参照
活動および事象の記録 48, 148-50
   通信指令室 149
   電子記録 149
   後日の情報管理 149-50
   災害間の記録の維持 148-9
   証拠映像 149
   音声記録 149
   手書きの記録 148-9
   除染 参照

カメラ 48
仮除染 119
看護スタッフ
　　救護所の役割 28
　　治療の提供 104
担当官 63
作戦指揮
　　ブロンズコマンド参照

き

危険性の高い会場 9
危険地域対応チーム（HART） 17
危険物による災害 115-20
　　救急サービスの役割 116
　　現場アプローチ 75, *75*
　　　　緊急要員のための安全トリガー
　　　　　（ステップ 1-2-3） 76, *76*
　　警戒線と汚染ゾーン 116-17, *117*
　　除染 118-19
　　　　指揮統制 119, **119**
　　消防・救助サービスの役割 116
　　管理の目標 116
　　安全 117-18
　　環境汚染の兆候 117-18
　　治療 118-19
　　スタッフのモニタリング追跡 77
気象災害 133
既定出動（PDA）
　　救急サービスの専門家チーム 17
　　消防・救助サービス 33
気道
　　熱傷 126, 127
　　医療資器材
　　　　二次救命処置 52-3, **52**
　　　　一次救命処置 51
　　　　専門家による医療支援 **54**
　　一次トリアージ 96
　　現場での治療 105, **106**
救急安全担当官 22, 26, 45, 76, 86
　　職務 76
救急サービス 18-24
　　現場に先着した救急隊の活動
　　　　18-19, 20
　　傷病者搬送 111
　　指揮系統 22
　　情報伝達における役割 80-1
　　危険物による災害 116
　　重要な役割 21, 24
　　大事故災害対応計画 9
　　医療資器材
　　　　国家備蓄 56, 122
　　　　補給 55-6
　　組織 17
　　無線 79, 80
　　現場における責務 20
　　専門家チーム 17
　　ベストの表示 46
　　治療の提供 24, 104, 107
救急サービス
　　応急処置 103-4
　　危険物による災害 116
　　地域の行政当局の支援 36
　　組織 31-5
　　初期現場評価に必要な事項 85
　　対応の目的 41
　　責任の所在 42
　　演習 59
救急サービスの第一報 18-19
救急指揮官 18, 21, 63, 64, 107
　　現場の継続評価 86
　　職務 21
　　先着 18, 19, 84
　　大事故災害教育 59
　　メディアインタビュー 145
　　ベストの表示 46
救急指揮所 71
　　識別灯 71
救急指揮本部 19
　　資器材の配備方法 56
救急車収容担当官 24, 109
救急車収容点 24, 72, 105, 109
救急車青色灯 19, 64, 71
救急車駐車場 45, 71, 109
救急車駐車場担当官 24, 86, 109
救急車通行路 109, *109*
救急情報通信担当官 23
救急装備担当官 24, 56-7
救急隊員 17, 18, 19
　　現場に先着したときの活動 20, 84
救急補助隊員 17, 18
　　現場に先着したときの活動 20
救護所 19, 23, 27, 71-2, 104, 109
　　二次救命処置 52
　　搬送の決定 110-11
　　配置 72, *72*
　　看護師の役割 28
　　トリアージ 92, 98
救護所（CCS）主任看護師 28
救護所担当官 23, 27, 28
　　傷病者数情報 86
救急サービスによる統制
　　現場からの情報伝達 81, 82, 85
　　大事故災害の宣言のための初期対応
　　　　20, 85
教育
　　MIMMS の原則 58-9, *58*
　　トレーニング 10
記録
　　遺体の移動前 152
　　災害期間中 148-9
　　病院の対応 167-8
　　活動および事象の記録 参照
記録の維持
　　記録、活動および事象の記録 参照
緊急退避信号 77

く

偶然関わることになった医療従事者
　　30
靴 47
グラスゴーコーマスケール 98
軍 37
軍の支援サービス 37

け

警戒線 11, 65
　　危険物による災害 116-17, *117*
　　内側 65
　　メディアの管理 145
　　外側 65
　　進入・退出路 109
　　警察の責務 31, 32
計画策定 18, 41-4
　　「オールハザード」アプローチ 42
　　情報伝達システム 78, 82
　　ガイダンス 41
　　多数の小児が巻き込まれた災害
　　　　122, 125
　　マスギャザリング災害 128, 130
　　多機関アプローチ 42
　　広報責任者 147
　　回復 44
　　保健サービスの需要急増への対応能
　　　　力に関する計画 136
　　遺体仮安置所 153
　　計画策定 9-10
　　トレーニング 10
計画発動 12
警報メッセージ 43
警察サービス
　　医療サービスに対する支援 33
　　遺体移動の許可 152
　　警戒線の設置 65
　　遺体の身元確認 153
　　危険物による災害 116
　　現場の統制 64-5
　　初動責任 31
　　現場におけるメディアの管理
　　　　145, 147
　　大事故災害での役割 31-2
警察指揮官 63
警察被災者局 43
軽症 92
携帯型端末 80
携帯電話 81-2

INDEX **181**

携帯電話　48
警笛　48, 83
血液の現場供給　56
現金　48
検死　151
検死官　151
現場アプローチ　75, **75**
　　緊急要員のための安全トリガー（ステップ1-2-3）　76, **76**
現場で活動する医療スタッフ　27-30
　　医療指揮官との情報伝達　26
　　治療の提供　104
現場における医療介入レベル　50, 51-4
現場の危険評価　85, 86
現場の継続評価　86-7
現場の評価　84-7
　　継続評価　86-7
　　初期　19, 84-5
　　計画策定　43
　　責任　87
　　HANE；METHANE 参照

こ

洪水　133, **133**
交通災害　5, **5**
交通整理　32
合同機関緊急指揮本部　66, 71
広報責任者　147
コールサイン　79-80
ゴールドコマンド　66, **66**
　　治療目標の変更の決心　140
コールドゾーン　117
　　除染の指揮統制　119, *119*
呼吸
　　医療資器材
　　　　二次救命処置　52-3, **52**
　　　　一次救命処置　51
　　　　専門家による医療支援　**54**
　　一次トリアージ　96
　　現場での治療　105, **106**
呼吸数　96, 98
　　小児　122, **123**
呼吸努力　98
個人装備　45-9, 48
個人の安全　11
個人防護装備　10, 11, 22, 23, **45**, 76
　　現場でのチェック　45
　　危険物および CBRN による災害　116, 119
　　医療指揮官用　26
　　衣服　参照
国家大規模災害対応計画　9
国家備蓄　56
固定電話　82

コンピューターを利用した災害管理支援システム　49

さ

災害指揮本部　64
災害の終盤における安全　77
災害の種類、情報伝達　85
災害マネジメントセット　49
サイクロン　133
財産の保護　32
サッカー場で発生した事故災害　6, **6**
産業災害　5, 6

し

CBRN 災害　115
　　個人防護装備　116
　　危険物による災害　参照
指揮　63-9
　　指揮系統　67-9
　　除染プロセス　119, *119*
　　定義　63
　　現場の救急サービス　11, 18, 63-4
　　病院の対応　163
　　レベル　43
　　計画策定の実践的アプローチ　43
　　需要急増への対応能力に関する計画策定　136
　　階層　66, *66*
指揮官　11, 18, 63
　　情報伝達　67, 67
　　除染プロセス　119, *119*
　　識別ベスト　63, 64
　　記録の維持　148
資器材搬送車　55-6
　　エラーの連鎖　169-70
　　スイスチーズモデル　170, *170*
資器材を収容するケース　53, 55
識別表示
　　衣服　46
　　ヘルメット　47
事業継続マネジメント（BCM）　41, 44
事後調査　148, 149-50
地震　131-2, *132*
地滑り　132
自然災害　4, **4**, 8, 131-4, 135
　　ケーススタディ　139, *139*
　　分類　131
視認性に優れた服　46
死亡
　　写真　48
収縮期血圧　98
　　小児　122
集団除染　119
出血

緊急処置　96
　　医療資器材　52
　　　　一次救命処置　51
　　現場での治療　105, **106**
需要急増への対応能力に関する計画策定　136
循環
　　医療資器材
　　　　二次救命処置　52-3, **52**
　　　　一次救命処置　51
　　　　専門家による医療支援　**54**
　　一次トリアージ　96-7
　　現場での治療　105, **106**
準備　9-14
　　装備・資器材　10
状況認識　171, 172
証拠映像　149
場内放送　83
小児傷病者　8, **8**
　　「オールハザード」アプローチ　42
　　多数の小児が巻き込まれた災害　121-5, **121**
　　　　医療支援　122-3
　　　　準備　122
　　医療資器材　53
　　生理学的正常値　122, **123**
　　専門医療　122
　　演習　122
　　トリアージ　97, 98, 122-3, *123*, 124, 125
小児専門医療サービス　122, 125
小児用資器材　53, 122
　　小児用トリアージテープ　53, 97, 98, 123, *123*
傷病者数　3, 50
　　「オールハザード」アプローチ　42
　　現場の継続評価　86
　　初期現場評価　85
　　ふるい分けトリアージ（triage sieve）　95
　　非代償性災害　135
傷病者の流れ　109, 110
傷病者の評価　10
　　熱傷　127
傷病者を用いない実地演習（PEWC）　10, 58
消防・救助サービス
　　医療サービスに対する支援　34
　　危険物による災害　116
　　現場の統制　64
　　初動責任　33
　　既定出動（PDA）　33
　　大事故災害での役割　33-4
　　上級消防官の職務　34
消防指揮官　34, 63
情報伝達　78-83

現場の評価（METHANE） 12-13, 84-5
災害指揮官間 67, 67
情報受信の確認 78-9
調整 78
異文化間 170
データ通信 83
プロセスを構成する要素 170
フィードバックループ 171
救急サービスの第一報 18-19
初期現場評価 84
発災場所 85
方法 79-83
計画策定 43
問題と重大事象 170-1
記録（メッセージの記録） 78, 79, 81-2
大事故災害対応に必要な事項 11-12, 81
現場
　指揮系統 26, 69
　　身動きのとれない傷病者の治療 53, 69
　演習 10
　災害の種類 85
初期警戒線 116
初期現場評価 84-5
　現場への到達経路 85
　必要な緊急サービス 85
　必要な緊急サービス装備 85
　危険 85
　発災場所 85
　傷病者数 85
　災害の種類 85
除染 118-19
　臨床的 119
　指揮統制 119, **119**
　定義 119
　救急サービスの責任 116, 118
　カテゴリーの階層構造 119
　仮 119
　一次 119
　集団 119
除染担当官 119, *119*
シルバーコマンド 66, 66, 67-8
　エリアの構成 68
人為災害 5 7, 8, 135
　ケーススタディ 138-9, 138
　正式な宣告 151
心停止 52
心的外傷後ストレス障害（PTSD） 13, 144
心理学的側面 14, 143-4

す

スタッフの費用 48
スタッフへの支援 14, 144
スタッフ・要員・職員
　継続現場評価に必要な事項 86-7
　現場で活動する医療スタッフ 参照
STEP 1-2-3 76, 76
　危険物による災害 117
ストレス対応、救急サービス要員 13
ストレッチャー、搬送車両 112
スピーキングアップ 171

せ

生物（剤）災害 115
　CBRN 災害 参照
脊椎固定 53, 54, 105, **106**
セクタ／作戦エリア 64, 66
戦術指揮
　シルバーコマンド 参照
前進医療指揮官 27, 29
前進救急指揮官 23, 29
前進指揮官 64, 66, 69
　傷病者数情報 86
前進指揮所 71
先端の鋭利なものの廃棄 53
先着隊の初期現場活動 18-19, 20
船舶搬送 112
選別トリアージ（triage sort） 95, 98-9
　搬送順位 110
　被災者受け入れ施設 109
専門医療サービス
　移動医療チーム 参照
専門施設 傷病者の搬送先 111
戦略指揮
　ゴールドコマンド参照

そ

装備・資器材
　重要エリアの表示／統制 72, 73
　国家備蓄 122
　小児 122, 53
　準備 10
　現場評価に必要な事項 85, 86-7
　計画策定の実践的アプローチ 43
　医療資器材 参照
装備担当官 56-7, 86
ゾーン、汚染 116-17, *117*
組織
　救急サービス 17, 31-5
　医療サービス 17-18
　被災者支援 36-7

搬送 108-9

た

対応
　保健サービスの現場レイアウト 70-3
　病院 41
　　病院の対応 参照
　緊急サービスの目標 41
　実践的アプローチ 11-13
　　評価 12-13
　　指揮 11
　　情報伝達 11-12
　　安全 11-12
　　搬送 13
　　治療 13
　　トリアージ 13
待機、病院への通報メッセージ 12
大事故災害宣言 12, 18, 85, 167
　病院への連絡 12
大事故災害取り消しを病院に知らせるメッセージ 12
大事故災害の定義 3-4
大事故災害への実践的アプローチ 9-14, 43
代償性災害 7-8
台風 132-3
耐薬品性服 47
単純災害 7

ち

地域の行政当局 36
地域の事故災害対応計画 9
地質学的災害 131-2
中央被災局 82
長期にわたる災害 42
長期にわたる復旧、地域の行政当局の支援 36
調査 151
治療 104
治療 10, 13, 103-7
　目的 104, 105, 111
　　非代償性大事故災害 140
　小児傷病者 125
　医療上の責任 107
　応急処置 103
　危険物による災害 118-19
　保健サービススタッフの能力 105-6, **107**
　病院 166-7
　実施場所 104
　計画策定 43
　需要急増への対応能力 136
　医療提供者 103-4

INDEX

現場　104-7, *105*, **106**
　　現場における医療介入　50, 51-4

つ

通信指令室記録　149
通話法　81, 154, 156-62
　　通話手順上級編　154, 159-62
　　通話手順基礎編　154, 158-9
　　原則　156
　　無線チェックと信号強度　162
　　無線用省略表現　154, 156-8
津波　132

て

TETRA (terrestrial trunked radio)　80
データ通信　83
テキスト　83
デジタル通信システム（airwave）　80
手信号、情報伝達　83
鉄道輸送　112
手袋　47
デブリーフィング　13
　　演習後　59
　　心理学的側面　144
テレビ放送　83
テレメディスン（遠隔医療）　83
　　診断　32, 151
テロ災害　7, *7*
　　ケーススタディ　138
電光掲示板
電子記録　149
電子メール　83
テント　72
伝令・情報の手渡し　82
電話　81-2

と

統制　63-9
　　除染プロセス　119, *119*
　　定義　63
　　現場の救急サービス　11, 18, 64-5
　　病院の対応　163
　　計画策定の実践的アプローチ　43
　　需要急増への対応能力に関する計画策定　136
統制医薬品　28
疼痛緩和用資器材／薬品　52, 53
動的リスク評価　75, *75*
talk-through　79
特殊作戦対応チーム（SORTs）　17
トリアージ　13, 51, 91-102, 104
　　目的　91-2
　　小児傷病者　97, 122-3, **123**, 124, 125
　　動的性質　92, 95
　　危険物による災害　119
　　歴史　91
　　方法　94-5
　　個人防護衣　102
　　生理学的と解剖学的　95, 99
　　計画策定　43
　　一次　26, 92, 94, 96, 99
　　優先順位　93-4, **93**, 99
　　二次　26, 92, 95
　　場所　92, 93
　　時期　92
　　演習　10
トリアージカード　51, 99-100, 167-8
　　折りたたみ式カード　100-1, *101*
　　Mettag　100
　　死亡記録　151, 152
　　単票式カード　100, *100*
　　トリアージの優先順位の割り振り　99, **99**
トリアージ用改訂外傷スコア　98, **98**
トレーニング　10, 58-9
　　教育　10
　　個人防護装備　47, 48
　　現場での治療　43
　　トリアージスキル　43
　　演習　参照

な

内側警戒線　65
　　危険物による災害　116
National Burns Bed Bureau (NBBB)　126
雪崩　132
難燃性服　47

に

二次救命処置　103, 104, 111
　　医療資器材　52-3, **52**

ね

熱傷　126-7
　　患者の分散　127
　　専門的治療能力　126
　　熱傷面積評価　126
熱傷指数　127
熱傷評価チーム（BAT）　127
熱傷ユニット／熱傷専用病床　126
熱波　133

は

バイスタンダーによる応急処置　103, 104
バイタルサイン　95
　　小児傷病者のトリアージ　97, 122-3, **123**, 124, 125
発災場所　85
ハリケーン　132-3
犯罪現場管理　32
搬送
　　現場からの傷病者搬送
　　傷病者の流れ　109, 110
　　　　決定　110-11
　　　　優先順位　110
　　救急サービスの現場からの退避　77
　　負傷していない被災者の搬送　32
搬送　13, 108-12
　　搬送体制　109, *109*
　　搬送先　111-12
　　方法　111-12
　　移動医療チームの搬送　27, 28
　　組織　108-9
　　傷病者のパッケージング、医療資器材　54, **54**
　　計画策定　43, 136
搬送のためのパッケージング　105, 111
　　医療資器材　54, **54**
搬送用車両　111-12

ひ

被災者受け入れ施設　32, 92, 104, 109
被災者支援　36-7
被災者の安全　77
非代償性災害　7-8, 135-40
　　治療の目標を変える　140
　　ケーススタディ　137-9
　　複合的要因　137, *137*
　　寄与因子　135
　　固定資源　137
ビデオ映像伝送　83
備忘用メモ　48
ヒューマンエラー　169
ヒューマンファクターズ　169-72
病院
　　現場からの情報伝達　81, 82, 85
　　大事故災害対応計画　9
　　電話　82
病院チーム
　　移動医療チーム　参照
病院調整チーム　163
病院の対応　111, 163-8

アクションカード　164, 165, 167
　患者記録　167-8
　指揮統制　163
　救急部スタッフ　167
　重要な管理エリア　164
　重要な診療エリア　163
　大事故災害対応計画の発動　12
　メディアの管理　147
　準備　164
　職員の招集　164, 167
　職員専用の報告エリア　167
　職員の責任　167
　標準的通報メッセージ　12
　チーム編成　165-6
　演習　10
　治療　166-7
表示用資器材　72, 73
疲労　172

ふ

VHF（超短波）　80
複合災害　7, 135
複数機関による演習　59
複数機関による対応計画　41, 42, 43
負傷していない被災者への対応　32
ふるい分けトリアージ（triage sieve）
　95-7, **97**, 99, 151
　小児 傷病者　97, 122-3, **123**, 124, 125
　搬送順位　110
ブロンズコマンド　66, **66**
　エリアの構成　*69*
　除染プロセス　119, *119*
分析的リスク評価　76-7
分類
　大事故災害　4-8
　自然災害　**131**

へ

ベスト　46
　救急安全担当官　76
　病院職員　167
　災害指揮官の識別　63, **64**
ヘリコプター　112
ヘルメット　47
ヘルメットに装着できる懐中電灯　47, 48

ほ

放射性物質災害　115
　CBRN 災害 参照
保健サービス指揮官
　現場の評価　87

受入病院の選定　111
保健サービスの現場レイアウト　70-3
　重要エリアの統制　72-3
　主要エリア　70, *70*
保健サービスの組織　17-30
歩行によるふるい分け　95, 97
ホットゾーン　116, 117
ボディランゲージ　171
ボランティア救援団体　29, 30, 36
ボランティアの救急搬送サービス　37

ま

マスギャザリング、Green Guide　130
マスギャザリング　128-30
　定義　128
　環境要因　129
　イベント　129
　地域および国のガイドライン　130
　準備と計画策定　130
　集団の特性　129
　リスク因子　129
　トレーニング　130
マスギャザリング災害　6, **6**
マスギャザリング、Purple Guide　130

み

身動きのとれない傷病者　27, 34, 53, 69
　小児　97
身分証明書　48, 65
MIMMS（大事故災害への医療対応）
　10, 11, 58-9
　大事故災害教育　58-9, *58*
MIMMS の原則　58, 59
　トレーニング　10
　小児傷病者　122
　マスギャザリング　130
身元確認　32
脈拍数　96, 97
　小児　122, **123**

む

無線　12, 79-80, 154-62
　電池交換　155
　使い方　155
　操作部分　81, 155
　通話法 参照
無線チェック　162
無線通信網（従来型のアナログ型）　79, *79*
　重複　79
　1 周波単信方式　79
無線用アルファベット　157

無線用省略表現　154, 156-8
　数字の発音　157-8
　無線用アルファベット　157

め

METHANE　12-13, 19, 84
Mettag カード　100
メディア　43, 145-7
　中央被災局への連絡情報の普及　82
　病院　147
　多数の小児が巻き込まれた災害　125
　現場　145-7
メディアインタビュー、チェックリスト　145
メディア集合場所　145
メディアセンター　147
メディア連絡担当官　146
眼の保護　47
メモ帳　48

も

毛細血管再充満時間　96-7, 98
目撃証言　32

や

野外の電話回線　82
薬品供給　52, 53, 54

ゆ

UHF（極超短波）　80
友人や親族
　遺体の身元確認　153
　家族 参照
優先度 1（T 1：即時）傷病者　94, 96, 99, 105
　搬送　110, *110*
　身動きのとれない小児　97
優先度 2（T 2：緊急）傷病者　94, 96, 99
　小児　97
　搬送　110, *110*
優先度 3（T 3：猶予）傷病者　94, 95, 99, 105
　搬送　109, 110
優先度 4（T 4：待機）傷病者　94, 99
　搬送　110, *110*

ら

ラジオ放送　83

り

リーダーシップ 172
リスク評価 **43**, 75, 136

分析的 76-7
動的（災害中） 75, 75
臨床的除染（Clinical decontamination） 119

れ

レッドフラッグ（red flag） 170

MIMMS
大事故災害への医療対応　現場活動における実践的アプローチ
第3版

ISBN 978-4-8159-1910-8　C3047

| 平成17年 4月20日 | 第2版発行 |
| 平成25年 7月10日 | 第3版発行 |

邦　訳	MIMMS日本委員会
発行者	松浦　三男
印刷所	やまかつ株式会社
発行所	株式会社 永井書店
	〒553-0003　大阪市福島区福島8-21-15
	電話 06-6452-1881（代表）　ファックス 06-6452-1882

Printed in Japan　© MIMMS Japan, 2013

・本書の複製権・翻訳権・上映権・譲渡権・公衆送信権（送信可能化権を含む）は，株式会社永井書店が保有します．

・JCOPY ＜（社）出版者著作権管理機構　委託出版物＞
本書の無断複写は著作権法上での例外を除き禁じられています．複写される場合には，その都度事前に（社）出版者著作権管理機構（電話 03-3513-6969, FAX 03-3513-6979, e-mail : info@jcopy.or.jp）の許諾を得て下さい．